मधुमेह
- इलाज

मधुमेह के भोजन, व्यायाम एवं प्राकृतिक चिकित्सा सहित

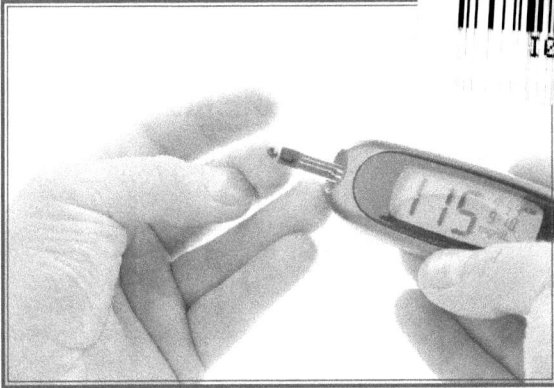

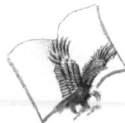

वी एण्ड एस पब्लिशर्स

प्रकाशक

वी एण्ड एस पब्लिशर्स

F-2/16, अंसारी रोड, दरियागंज, नई दिल्ली-110002
☎ 23240026, 23240027 • फैक्स: 011-23240028
E-mail: info@vspublishers.com • *Website:* www.vspublishers.com

शाखाः हैदराबाद
5-1-707/1, ब्रिज भवन (सेन्ट्रल बैंक ऑफ इण्डिया लेन के पास)
बैंक स्ट्रीट, कोटी, हैदराबाद-500 095
☎ 040-24737290
E-mail: vspublishershyd@gmail.com

शाखा : मुम्बई
जयवंत इंडस्ट्रिअल इस्टेट, 2nd फ्लोर - 222,
तारदेव रोड अपोजिट सोबो सेन्ट्रल मॉल, मुम्बई - 400 034
☎ 022-23510736
E-mail: vspublishersmum@gmail.com

फ़ॉलो करें:

हमारी सभी पुस्तकें **www.vspublishers.com** पर उपलब्ध हैं

प्रकाशकीय

जनहित सम्बन्धी पुस्तकों के प्रकाशक 'वी एण्ड एस पब्लिशर्स' पिछले अनेक वर्षों से सामान्य ज्ञान, कहानी संग्रह, प्रतियोगी परीक्षा, चिकित्सा से सम्बन्धित सर्वश्रेष्ठ पुस्तकों का प्रकाशन करते आ रहे हैं। इसी श्रृंखला की अगली कड़ी में हमने **'मधुमेह – इलाज'** पुस्तक प्रकाशित किया है। अंग्रेजी पाठकों की बढ़ती माँग व बाज़ार में मधुमेह जैसे जटिल रोग की समस्या से जुड़ी उत्कृष्ट पुस्तक के अभाव ने हमें प्रस्तुत पुस्तक को प्रकाशित करने के लिए प्रेरित किया है।

मधुमेह एक जटिल रोग है, जो मनुष्य के शरीर को धीरे–धीरे अन्दर ही अन्दर लकड़ी में लगे दीमक की तरह खोखला कर देता है। पुराने समय से लेकर अब तक कई विद्वानों और लेखकों ने मधुमेह के बारे में बहुत कुछ लिखा है। इस पुस्तक के माध्यम से हम मधुमेह रोग के कारणों, रोकथाम और चिकित्सा के विवरणों को सहज व सरल भाषा में अपने पाठकों तक पहुँचाना चाहते हैं।

आशा करते हैं कि प्रिय पाठक इस सराहनीय पुस्तक को पढ़कर अवश्य लाभान्वित होंगे, साथ ही अगर पुस्तक में यदि कोई त्रुटि मिलती है तो उसे हम तक पहुँचाकर हमें कृतार्थ करेंगे।

प्रस्तावना

मधुमेह एक डरावनी बीमारी है। भारतवर्ष में लगभग 3.5 करोड़ लोग मधुमेह की बीमारी से ग्रस्त हैं। यह संख्या विश्व के सभी मधुमेह रोगियों की 25% है। इसमें से अधिकांशत: (90%) टाइप टू मधुमेह से ग्रस्त हैं, जिसकी पहचान किसी दुर्घटनावश या बहुत बढ़ जाने पर हो पाती है। विश्व स्वास्थ्य संगठन के अनुमान के अनुसार वर्ष 2025 तक विश्व में मधुमेह रोगियों की संख्या 30 करोड़ (अभी 15 करोड़) हो जायेगी और भारत में यह संख्या 5.7 करोड़ होगी। विश्व स्वास्थ्य संगठन ने भारत को विश्व की मधुमेह राजधानी घोषित किया है।

अधिकांश भारतीयों की यह गलत धारणा है कि मधुमेह अधिक मीठी वस्तुओं का सेवन करने से होता है और इसे बंद करने पर यह रोग समाप्त हो जायगा। मधुमेह एक बीमारी है, जिसका आधुनिक दवाईओं से इलाज बहुत कठिन है। यद्यपि इसे नियन्त्रित कर सकते हैं। यह पाया गया है कि बहुत से मधुमेह रोगियों में बहुत अच्छा सुधार होता है जब वे एलोपैथिक दवाओं के साथ आयुर्वेद, प्राकृतिक चिकित्सा, योग, चुम्बक चिकित्सा, एक्युप्रेशर, रंग चिकित्सा, संगीत चिकित्सा और फेंगशुई को जोड़ देते हैं।

एक साधारण व्यक्ति के लिए यह सारी जानकारी देने के लिए यह पुस्तक लिखी गई है और आशा है कि पाठक इसको उपयोगी पाकर इससे लाभ उठायेंगे।

विषय-सूची

1 मधुमेह का इलाज

मधुमेह की बीमारी के कई कारण हैं, जो अंगों को प्रभावित करते हैं। यह शरीर की अलग–अलग प्रणालियों को प्रभावित करती है। अतः इसके इलाज के लिए बहुआयामी तरीका अपनाना होगा, जिसमें कई तरह के तौर तरीकों का पालन करके अच्छा व स्थाई समाधान करना होता है। ऐसा करने से बीमारी पर अच्छा नियंत्रण, कम परेशानियाँ व लंबा जीवन पाया जा सकता है।

मधुमेह के इलाज के उद्देश्य

- रोगी को होने वाले सभी संकेतों से मुक्त करना।
- शरीर का वजन सही रखना जिससे व्यक्ति अपने रोजाना के काम ठीक से कर सके।
- रक्त में ग्लूकोज व वसा का स्तर सामान्य स्तर पर रखना।
- कई अन्य परेशानियों व जटिलता को न आने देना व यदि उपस्थित हों तो सबसे अच्छे तरीके से इलाज करना।
- नियमित जाँचों द्वारा इलाज के प्रभावी होने को देखना।
- दवाई के होने वाले दुष्प्रभावों से बचाना या उनका इलाज करना।
- रोगी और उसके सम्बन्धियों को डाक्टर की सहायता से अपने रोजाना के काम अपने आप करने के बारे में सिखाना।
- रोगी को सिखाना कि उसे बीमारी की सीमाओं में कैसे रहना है।
- कुछ विशेष परिस्थितियों जैसे– गर्भ के दौरान, शल्य चिकित्सा, दुर्घटना, मैथुन क्रिया, यात्रा आदि में विशेषज्ञ की सलाह उपलब्ध कराना।
- रोगी को समाज में सामान्य या लगभग सामान्य जीवन जीने के लिए प्रेरित करना।

इलाज का प्रतिरूप

- जीवनचर्या में परिवर्तन
- खानपान का प्रबंधन
- शारीरिक परिश्रम की भूमिका
- योग की भूमिका
- प्राकृतिक चिकित्सा
- एलोपैथिक दवा से इलाज
- आयुर्वेदिक दवा से इलाज
- चुम्बक द्वारा इलाज
- एक्यूप्रेसर द्वारा इलाज
- रंग द्वारा इलाज
- संगीत द्वारा इलाज
- फेंग शुई

जीवनचर्या में परिवर्तन

मधुमेह के अधिकतर मामलों में व्यक्ति की अव्यस्थित जीवनचर्या ही बीमारी का कारण हो जाती है। आधुनिक जीवन में तनाव व भाग दौड़ ही व्यक्ति के स्वास्थ्य पर बुरा प्रभाव डालते हैं। कार्यालय के व्यस्त काम–काज, कार्यालय में विभिन्न कामों की समय सीमा व लक्ष्य को प्राप्त करना, परिवार व समाज के प्रति दायित्व, व्यक्ति की रोज की दिनचर्या,खानपान व सोने के समय को प्रभावित करते हैं।

यदि मधुमेह से पीड़ित व्यक्ति अपनी दिनचर्या में निम्न परिवर्तन करता है, तो इसके दीर्घावधि लाभकारी परिणाम हो सकते हैं –

- सुस्त जीवनचर्या वाले लोग नियमित कसरत और दिन में अधिक काम करके अच्छा लाभ ले सकते हैं।
- तनाव कम करने के लिए योगासन, प्राणायाम व ध्यान तथा जीवन के प्रति सकारात्मक सोच से भी लाभ लिया जा सकता है।
- धूम्रपान, तम्बाकू उत्पादों जैसे– जर्दा, गुटखा, खैनी आदि से पूरी तरह बचना चाहिए।
- चाय, काफी और अल्कोहल के अधिक प्रयोग से बचना चाहिए व इनका प्रयोग बिलकुल कम रखना होगा।

☞ मोटापाग्रस्त, सुस्त जीवनचर्या व तनाव भरे धंधे या जिनके परिवार में मधुमेह की बीमारी रही हो, उनको अपने वजन, भोजन व जीवन के प्रति सोच पर नियंत्रण रखना चाहिए।

इस तरह से हम देखते हैं कि खानपान पर नियंत्रण से न केवल वजन कम होता है, अपितु इसके कई लघु कालीन व दीर्घकालीन उद्देश्य हैं, जो मधुमेह की बीमारी के प्रबंधन में महत्त्वपूर्ण भूमिका अदा करते हैं।

मधुमेह एक कठिन बीमारी है अतः जो खानपान इसके मरीज को लिखा जाए, वह ऐसा होना चाहिए जो रोगी को हर तरह से पसंद आये।

मधुमेह की बीमारी में खानपान के गुण

☞ यह उसके साधारण भोजन में मात्र परिवर्तन होना चाहिए।

☞ यह रुचिकर होना चाहिए।

☞ यह संतुलित होना चाहिए।

☞ यह अलग-अलग दिनों के हिसाब से बदलना चाहिए।

☞ यह आर्थिक पहुँच के अंदर होना चाहिए।

☞ भोजन में इस तरह से अन्तर होना चाहिए कि रक्त शर्करा स्तर में कोई बड़ा बदलाव न हो।

☞ भोजन परिवार के अन्य सदस्यों के भोजन से अलग नहीं होना चाहिए।

☞ यह आसान होना चाहिए, जिससे रोगी व उसके पति-पत्नी इसे आराम से समझ सकें।

किसी भी भोजन के मुख्य अवयव- कैलोरी, कार्बोहाइड्रेट, प्रोटीन, वसा, सब्जियाँ, फल और रेशा होते हैं।

कैलोरी – कैलोरी का अर्थ भोजन में ऊर्जा की मात्रा है। इसकी आवश्यकता उम्र, वास्तविक और अपेक्षित शरीर के वजन और काम करने पर निर्भर होता है। नीचे की तालिका में अलग-अलग लोगों की कैलोरी की आवश्यकता दी गयी है।

विभिन्न मधुमेह रोगियों की कैलोरी आवश्यकता

	मधुमेह का रोगी	किलो कैलोरी प्रतिदिन
1.	श्रमिक किसान	2600
2.	युवक और कठिन परिश्रम वाले	2400
3.	गर्भवती महिला	2300

4.	अधेड़ उम्र, मोटे व सुस्त लोग	2000
5.	मध्य आयु की घरेलू महिलायें	1700
6.	वृद्ध और सुस्त लोग	1500
7.	वृद्ध और मोटे लोग	1000–1200

कार्बोहाइड्रेट

कार्बोहाइड्रेट मुख्यतः अनाजों जैसे– चावल और गेहूँ जो रोगी सामान्यतः लेते हैं, में पाया जाता है। संशोधित साधारण चीनी जैसे– शक्कर, शहद, जाम, केक, पेस्ट्री इत्यादि मना की जाती है क्योंकि यह रक्त शर्करा को एकदम से बढ़ाने का काम करती है।

भारत में कार्बोहाइड्रेट की आवश्यकता 150–300 ग्राम प्रतिदिन है। कुछ आहारविज्ञ बताते हैं कि इसकी मात्रा कुल कैलोरी का दसवाँ भाग में 30–50 ग्राम जोड़कर निकालते हैं। कुल कार्बोहाइड्रेट की आवश्यकता 3 बार खाना खाने से 60%, 2–3 बार नाश्ते से 30% और दूध से 10% पूरी करनी चाहिए।

प्रोटीन

प्रोटीन का सबसे उत्तम स्रोत जानवरों का मांस है, पर यह महँगा होने के कारण भारतीय परिवारों में केवल एक या दो बार प्रति सप्ताह लिया जा सकता है। शाकाहारी प्रोटीन दालों जैसे– काला चना, हरा चना और छोले आदि से मिलता है। अनाजों और दाल से भी कुछ प्रोटीन मिलता है और एक चीज में अमीनोएसिड की कमी दूसरी चीज से पूरी हो जाती है। प्रत्येक भोजन में कुछ मात्रा में प्रोटीन आना चाहिए। एक वयस्क में प्रोटीन की आवश्यकता 1 ग्राम प्रति किलो प्रतिदिन और बच्चों, गर्भवती महिलाओं और स्तनपान कराने वाली महिलाओं में यह 1.5–2 ग्राम प्रति किलो प्रति दिन होती है।

वसा

भोजन में वसा खाना बनाने वाले तेल, अंडा और मांस से मिलता है। करीब 50% वसा पालीअनसैचुरेटेड फैटी एसिड (PUFA) के रूप मे होना चाहिए। अधिक वसा लेने से कई परेशानियाँ जैसे– ह्रदयघात, दौरा या अंधापन हो सकता है, इसलिए मधुमेह रोगी को रक्त में वसा का स्तर नियमित रखना चाहिए और मध्य आयु और वृद्ध लोगों में इसे बहुत कम रखना चाहिए। सामान्य स्तर 180 से 250 मिलीग्राम प्रति 100 मिलीलीटर रक्त होता है।वसा की आवश्यकता प्रतिदिन 50 से 150 ग्राम होती है।

सब्जियाँ और फल

हरी पत्ते वाली सब्जियाँ जैसे– पालक, खीरा, करेला, बंदगोभी, फूल गोभी, भिंडी आदि तथा फल ऐसी वस्तुएँ हैं, जो एक रोगी की भूख समाप्त करने के साथ कैलोरी भी देते हैं। यह भोजन में रेशा बढ़ाकर कब्ज भी नहीं होने देते।

मधुमेह रोगी का मेन्यू

एक मधुमेह रोगी के मेन्यू में निम्न गुण होने चाहिए–

- ☞ मेन्यू में नाश्ता दोपहर का भोजन, चाय के साथ नाश्ता और रात्रि का भोजन होना चाहिए।
- ☞ जो रोगी लम्बे समय से इंसुलीन पर हों उन्हें शाम पाँच बजे नाश्ता और सोते समय कुछ नाश्ता देना चाहिए, जिससे उनकी रक्त शर्करा एकदम कम न हो।
- ☞ मधुमेह वाले बच्चों को सुबह–सुबह नाश्ता मिलना चाहिए।

अन्न या अन्न उत्पाद	**कैलोरी**	**अन्न या अन्न उत्पाद**	**कैलोरी**
बाजरा	361	गेहूँ आटा	341
कार्न फ्लेक्स (25 ग्राम)	95	चपाती (35 ग्राम आटा)	119
मक्के का आटा	355	ब्रेड–1 रोटी	60
भुट्टा	125	बन	80
पॉपकार्न (50 ग्राम)	170	ओट मील (27 ग्राम)	110
रागी	328	प्लेन दोसा	130
चावल कच्चा मिल का	345	मीठी दलिया	215
चावल पका हुआ (60 ग्राम)		इडली–1	100
	70	मैकोरानी (30 ग्राम)	115
चावल मुरमुरे	325	सादा पराठा	275
साबुदाना	351	पूरी और आलू	245
सूजी	348	रवा अप्पम	318
रवा पुत्तू	56	मसूर	343
उपमा	230	राजमा	346
दालें-छोटी		सोयाबीन	432
भुनी बंगाल ग्राम	369	अंकुरित बीन	85
साबुत हरा चना	334	मूंग अंकुरित	60

चना दाल	372
उरद दाल	347
पकी दाल (92 ग्राम)	92
रसम 1 कप	12
साम्भर आधा कप	105
चीनी दृगुड 15 ग्राम	57
शहद 1 चम्मच	30
जाम 5 ग्राम	20
सुगर 1 क्यूब	12
सुगर 5 ग्राम	16
वसा और तेल	
मक्खन (प्रासेस्सेद)	755
क्रीम	213
घी (बट्टर फैट)	900
वनस्पति तेल	900
मार्गेराइन दृसनबीम	755
वनस्पति– डालडा	900
दूध व दूध उत्पाद	
गाय का दूध –1 कप	100
भैंस का दूध –1 कप	115
स्टैण्डर्ड दूध –1 कप	137
स्किम दूध –1 कप	45
टोंड दूध –1 कप	100
कंडेनस दूध–1 कप	320
पावडर दूध	496
बटर दूध, स्किम 1 गिलास	25
गाय दूध का छेना	265
अमूल चीज	348
गाय दूध से बना दही	60
खोया स्किम भैंस	206
कस्टर्ड बेक्ड	114
आइसक्रीम	205
खीर–पायासम	178
मिल्क केक	331
क्रीम	220
पनीर 100 ग्राम	100
मांस के उत्पाद	
बकन रा	405
बीफ मसल	114
चिकन फ्रायर	109
चिकन ब्रोइलर	151
अंडा 1 (40 ग्राम)	65
अंडा योक 1	52
हैम पका	305
लैम्ब लीवर रा	136
मीट सासेज्ग	312
मटन मसल	194
मछलियाँ	
अन्कोवी (फ्लेश)	165
हेरिंग	1065
हिल्सा	273
कटला	111
लोब्स्तार	90
मृगाल	98
पोम्फ्रेट	87
रोहू	97
सार्दाइन	80
सिंघाडा	165
बादाम आदि	
बादाम 10 ग्राम	65
काजू 10 ग्राम	88
नारियल सूखा	662
नारियल कच्चा	41
मूँगफली	560
अखरोट 15 ग्राम	102
सब्जियाँ	
अमरंथ चौलाई	45
चना का साग	66
बंदगोभी	45

अरबी का पत्ता	56	मोगरा	25
मेथी पत्ती	49	आमला	8
सरसों साग	34	हरा पपीता	27
मूली पत्ता	28	परमल	20
सरली साग	86	मटर	93
पालक	26	पुदीना सूखा	304
जड़ें व कंद		पुदीना हरा	98
गाजर	48	हरा केला	64
अरबी	97	कद्दू	25
कमल ककड़ी	53	टिंडा	21
प्याज	50	हल्दी	349
आलू	97	सिंघाड़ा	115
शकरकंद	120	**फल**	
साबूदाना	157	सेव	56
शलगम	29	खुबानी	53
जमीकंद	79	केला	153
अन्य सब्जियाँ		रसभरी	53
पेठा	10	चेर्री	70
करेला	25	खजूर	283
तोरी	12	अंजीर	75
बैंगन	24	अमरूद	66
चौड़ी बीन्स	48	काले अंगूर	45
गोभी	30	अंगूर फल	32
इलायची	229	जामुन	47
हरी मिर्च	29	लीची	61
सूखी मिर्च	229	लोकाट	43
सूखी लौंग	285	माल्टा	36
धनिया	288	आम	50–80
फली	26	खरबूजा सफेद	21
लहसुन सूखा	145	तरबूज	16
ताजी अदरख	67	मल्बेर्री	53
कटहल	51	संतरा	53
भिंडी	35	पपीता	32
मशरूम	42	आड़ू	50

नाशपाती	51
अन्नानास	46
आलूबुखारा	56
लाल अनार	77
चीकू	94
मौसमी	43

सूखे मेवे

अखरोट	306
खजूर	317
अंजीर सूखी	55
खरबूजा के बीज	607
रेजिन	315

सलाद और सूप

चुकंदर	62
बंद गोभी	27
गाजर	48
खीरा	13
सलाद पत्ता	21
सफेद मूली	17
लाल मूली	32
पका टमाटर	21
मीट का सूप (150 मिलीलीटर)	115
चिकन सूप (150 मिलीलीटर)	85
सब्जी का सूप (150 मिलीलीटर)	12
टमाटर क्रीम सूप (150 मिलीलीटर)	85

बिस्किट और केक

बिस्किट नमकीन	15
बिस्किट मीठा	24
अरारोट बिस्किट	20
चीज बिस्किट (3.5 ग्राम)	20
कोकोनट बिस्किट (13 ग्राम)	80
केक चाकलेटी (45 ग्राम)	165
फ्रूट केक (30 ग्राम)	117
सादा केक (40 ग्राम)	146

नाश्ता और खानपान

चकली (गेहूँ आटा)	550
चाट	474
चिवड़ा (तला हुआ)	420
दाल वडा (30ग्राम)	200
ढोकला	122
गोदाम पोंगल	356
मट्ठी	420
मीट पफ (50 ग्राम)	200
मुरुकू	521
नमक पारा	583
पकौड़ा	200
आलू चिप्स (20 ग्राम)	110
आलू कचौड़ी	166
रवा अदाई	326
समोसा	256
टोपिको चिप्स	570
आलू वड़ा	118
कटलेट	125
टमाटर सैंडविच	180
पापड़ तला हुआ	43
पापड़ भुना हुआ	25

मिठाई

बादाम हलवा	570
बालूशाही	469
बर्फी (25 ग्राम)	100
फ्रूट जेली	75
भुजिया	500
गुलाब जामुन (25 ग्राम)	100
इमरती (40 ग्राम)	200
जलेबी	412
कल्कई	350
मैसूर पाक	357
नान खटाई	584

पेठा (50 ग्राम)	83	कोक 1 बोतल	80
पिन्नी	490	लिम्का 1 बोतल	50
रसगुल्ला (30 ग्राम)	100	अंगूर रस (200 मिलीलीटर)	65
शक्कर पारा	570	टमाटर रस (200 मिलीलीटर)	45
सोहन हलवा	400	बियर (240 मिलीलीटर)	112
सूजी हलवा	136	ब्रांडी (30 मिलीलीटर)	73
मीठी अप्पम	250	जिन (43 मिलीलीटर)	105
मीठी कल्कत्ति	194	रम व्हिस्की (43 मिलीलीटर)	105
येला अदाई	232	शेरी (60 मिलीलीटर)	84
संदेस	57	वाइन (100 मिलीलीटर)	160
सॉफ्ट और अल्कोहल वाले पेय		**विभिन्न चीजें**	
सेव रस (200 मिलीलीटर)	95	हार्लिक्स (10 ग्राम)	41
नारियल पानी (200 मिलीलीटर)	50	बोर्नविटा (10 ग्राम)	38
संतरा रस (200 मिलीलीटर)	95	आम आचार (20 ग्राम)	65
चाय (1 औंस दूध, बिना चीनी)	22	मीठा आचार (20 ग्राम)	40
कॉफी (1 औंस दूध बिना चीनी)	25	इमली का गूदा	283
गिन्गेरली एक बोतल	60		

☞ भोजन प्रतिदिन एक समान होना चाहिए।

☞ इंसुलीन इंजेक्शन लेने वाले रोगियों में भोजन में देरी या भोजन न लेना बहुत खतरनाक हो सकता है।

मधुमेह रोगी के भोजन का प्रकार

आहार विशेषज्ञों के अनुसार मधुमेह रोगी का भोजन 2 तरह का हो सकता है–नपा–तुला भोजन व बिना नपा–तुला भोजन।

नपा–तुला मधुमेह में भोजन इसमे कौन–सा भोज्य पदार्थ कितना लेना है, उसकी ठीक–ठीक मात्रा को तौलकर लेते हैं। यह बहुत से मध्य आयु के मोटे लोगों मे महत्त्वपूर्ण है, जिन्हें अपना वजन कम करना आवश्यक होता है। ऐसे लोगों में उच्च कैलोरी वाले पदार्थ जैसे– चावल, गेहूँ का आटा, डबल रोटी, दाल, तेल, घी, मक्खन आदि को तौलकर लेना चाहिए। घरेलू बर्तन जैसे– कटोरी, चम्मच, प्लेट व चपाती का आकार हर घर में अलग–अलग होता है। इसलिए गेहूँ का आटा, डबल रोटी व चावल आदि को तौलकर उनकी मात्रा निश्चित करनी चाहिए। बाद में घर की महिला भी अपने आप बिना तौले इस बारे मे निर्णय कर सकती है।

इस तरह की करीब 1500 किलो कैलोरी देने वाली तुली हुई भोज्य सामग्री

का नमूना नीचे दिया है –

- सुबह उठने पर चाय–30 मिलीलीटर दूध के साथ एक कप चाय या दूध, बिना चीनी का।
- सुबह का नाश्ता एक अंडा या 30 ग्राम पनीर, एक डबल रोटी या 2 चपाती (20 ग्राम) या इडली, एक कप (30 मिली लीटर बिना चीनी वाला दूध)।
- मध्य सुबह का नाश्ता–2 मीठे बिस्कुट या 4 नमकीन बिस्कुट या एक फल।
- एक कप चाय या काफी (30 मिलीलीटर दूध, बिना चीनी)
- दोपहर का भोजन –30 ग्राम दाल, या 35 ग्राम पनीर या 50 ग्राम मटन या 70 ग्राम चिकन या 100 ग्राम मछली, दो चपाती (20 ग्राम), मिक्स्ड सब्जियाँ (100 ग्राम), दही 120 मिलीलीटर, सलाद 125 ग्राम।
- चाय–2 मीठे बिस्कुट या 4 नमकीन बिस्कुट या एक फल।
- एक कप चाय या काफी (30 मिलीलीटर दूध, बिना चीनी)।
- रात्रि का भोजन –30 ग्राम दाल, या 35 ग्राम पनीर या 50 ग्राम मटन या 70 ग्राम चिकन या 100 ग्राम मछली, दो चपाती (20 ग्राम), मिक्स्ड सब्जियाँ (100 ग्राम), दही 120 मिलीलीटर, सलाद 125 ग्राम।
- सोते समय –200 मिलीलीटर दूध।

मधुमेह रोगी के भोजन की कुछ अन्य विशेषताएँ

- जब इंसुलीन इंजेक्शन ले रहे हों, संक्रमण हो, दस्त, वमन, सामाजिक या धार्मिक भीड़ हो या उपवास हो तब भोजन के विशेष प्रबंध की आवश्यकता होती है।
- उच्च रक्तचाप वाले रोगियों को भोजन में नमक की मात्रा कम करनी होती है।
- टी वी देखते हुए खाने से अधिक कैलोरीस ग्रहण होती हैं।
- बाहर बाजार जाते हुए या यात्रा पर जाते हुए, जब खाना बाहर खाया जाए तब भोजन में विशेष रोक आवश्यक है।
- जब कोई व्यक्ति मानसिक तौर पर प्रसन्न या अवसाद से ग्रस्त, नाराज या अकेला हो तब वह अधिक खा जाता या कम खाता है।
- भोजन के साथ जुड़ी हुई कुछ गलत भ्रान्तिओं में नहीं पड़ना चाहिए और गलत

धारणाएँ जैसे– हाट फूड और कोल्ड फूड मे विश्वास नहीं करना चाहिए। किसी भी संदेह की हालत में डाक्टर या भोजन विशेषज्ञ की राय लेनी चाहिए।

☞ चीनी लगी हुई दवाएँ, च्युविंग गम, ठण्डे पेय, खाँसी की दवा, टॉनिक आदि का प्रयोग सावधानी से करना चाहिए।

जीवन में यह सिद्धांत अपनाना चाहिए–हम जीने के लिए खाते हैं न कि खाने के लिए जीते हैं।

इस तरह से कितनी कैलोरी की आवश्यकता है, उसके हिसाब से भोजन की मात्रा परिवर्तित की जा सकती है–

☞ गेहूँ के आटे का वजन या डबल रोटी का वजन बढ़ाकर

☞ तेल या घी की राशनिंग को बढ़ाकर

☞ मक्खन की मात्रा बढ़ाकर

☞ स्किम दूध से स्टैण्डर्ड दूध में जाकर

☞ भोजन के तत्त्वों के कैलोरी अनुमान को देखकर

भोजन के तत्त्वों का कैलोरी अनुमान

(कैलोरी 100 ग्राम की दी गयी है यदि कोई मात्रा अलग से न दी गयी हो)

बिना माप तोल के मधुमेह का भोजन

जिन रोगियों को हल्का मोटापा हो या सामान्य वजन हो या जो अपने भोजन की माप–तोल न कर सकते हों, उनके लिये यह भोजन प्रयोग होता है। इसमें तीन तरह के खाद्य पदार्थ होते हैं–

1. खाद्य पदार्थ जिनको बिलकुल नहीं लेना है जैसे– चीनी और अधिक वसा वाले पदार्थ।

2. जिन खाद्य पदार्थों को कम मात्रा में ले सकते हैं।

3. जिन खाद्य पदार्थों को किसी मात्रा में ले सकते हैं।

खाद्य पदार्थ जिन्हें नहीं लेना है–

☞ चीनी / ग्लूकोज, गुड़

☞ जैम जेली

☞ मार्मलेड

☞ शहद

☞ डिब्बाबंद फल और फलों के रस

☞ मिठाई, चॉकलेट

☞ निम्बू पानी और सोफ्ट ड्रिंक जैसे– कोका कोला, लिम्का

☞ केक, पेस्ट्री

☞ मीठा बिस्किट

☞ पुडिंग

☞ सॉस

☞ क्रीम और क्रीम चीज

☞ जमा हुआ दूध

☞ भोजन के बाद मिठाई

☞ तली हुई चीजें जैसे– पराठा, समोसा

☞ आइसक्रीम, कुल्फी, कैंडी

☞ वाइन और बीयर

☞ मक्खन घी

जिन खाद्य पदार्थों को कम मात्रा में ले सकते हैं –

☞ सभी तरह की रोटियाँ

☞ रोल, बिस्कुट और रस्क

☞ आलू, शक्कर कंद, अरबी

☞ मटर और भुने हुए बीन्स

☞ सुबह का नाश्ता

☞ ताजा या सूखे मेवे

☞ बादाम

☞ सेवई

☞ कस्टर्ड और अधिक आटे वाले भोजन

☞ मधुमेह रोगियों का भोजन

☞ फुल क्रीम दूध

☞ पालिश किया सफेद चावल

☞ गेहूँ और बाजरा से बने सामान, सूजी मैदा, साबूदाना, अरारोट

जिन खाद्य सामग्री को अच्छी मात्रा में ले सकते हैं–

☞ मांस मछली, अंडे (बिना तले)

☞ चीज

☞ टमाटर और नींबू का रस

☞ बिना चीनी की चाय या कॉफी

☞ हरी और पत्ते वाली सब्जी जैसे– करेला, फेंचबींस, बैगन, भिंडी, बंदगोभी, ककड़ी, सोयाबीन, ड्रम स्टिक

☞ मसाले, नमक, काली मिर्च और सरसों

☞ सैक्रीन उत्पाद

☞ चोकर सहित गेहूँ का आटा, भूरा चावल

☞ स्किम्ड दूध,

☞ कम मीठे फल जैसे– अमरुद, पपीता, जामुन, फालसा, आड़ू, सेव और संतरा

शारीरिक कसरत का महत्त्व

मधुमेह के प्रबंधन मे खानपान के अलावा शारीरिक कार्य भी महत्त्वपूर्ण भूमिका रखता है। शारीरिक कार्य टाइप वन (जो कम वजन वाले हैं) और टाइप टू (जो अधिक वजन वाले हैं) रोगियों मे महत्त्वपूर्ण हैं। किसी व्यक्ति को अधिक वजन वाला या मोटा मानने के लिए उसका बॉडी मास इंडेक्स निकालते हैं, जो उसके वजन (किलोग्राम में) को उसकी लम्बाई (मीटर में) के वर्ग से भाग देने से मिलता है।

बॉडी मास इंडेक्स = वजन (किलोग्राम में) / लम्बाई x लम्बाई (मीटर में)

आदमियों को मोटा या अधिक वजन का मानते हैं, यदि यह बॉडी मास इंडेक्स 30 या अधिक हो और महिलाओं में यदि 28.6 या अधिक हो।

नीचे की तालिका में आदर्श वजन जो लम्बाई के हिसाब से होना चाहिए, दिया गया है। उदाहरण के लिए– यदि किसी व्यक्ति की लंबाई 1.6 मीटर (5 फुट 4 इंच) है और वजन 78 किलो हो तो उसका बॉडी मास इंडेक्स = 78 / 1.6 x 1.6 = 30.5 होगा मतलब वह व्यक्ति मोटा है। यदि उसका वजन 65 किलो है तो उसका बॉडी मास इंडेक्स = 65 / 1.6 x 1.6 = 25.4 होगा, मतलब वह व्यक्ति सामान्य है।

सामान्य व मोटे भारतीय पुरूषों व महिलाओं का वजन

बिना जूतों के लम्बाई			पुरुष का आदर्श वजन रेंज	मोटा पुरुष	महिला का आदर्श वजन रेंज	मोटी महिला
मीटर	फीट	इंच				
1.45	4	10			42—53	64
1.48	4	11			42—54	65
1.50	5				43—55	66
1.52	5	.5			44—57	68
1.54	5	1			44—58	70
1.56	5	2			45—58	70
1.58	5	3	51—64	77	46—59	71
1.60	5	4	52—65	78	48—61	73
1.62	5	5	53—66	79	49—62	74
1.64	5	5.5	54—67	80	50—64	77
1.66	5	6	55—69	83	51—65	78
1.68	5	7	56—71	85	52—66	79
1.70	5	8	58—73	88	53—67	80
1.72	5	9	59—74	89	55—69	83
1.74	5	10	60—75	90	56—70	84
1.76	5	10.5	62—77	92	58—72	86
1.78	5	11	64—79	95	59—74	89
1.80	6		65—80	96		
1.82	6	1	66—82	98		
1.84	6	2	67—84	101		
1.86	6	2.5	69—86	103		
1.88	6	3	71—88	106		
1.90	6	4	73—90	108		
1.92	6	5	75—93	112		

कसरत से लाभ

वजन में कमी

कसरत से सबसे अधिक लाभ शरीर का वजन कम करना होता है। यह टाइप टू के मधुमेह रोगियों के लिए, जो मोटे हों, अधिक महत्त्वपूर्ण है। यह पाया गया है कि ऐसे रोगी यदि वजन कम करके इसे आदर्श स्तर पर ले आते हैं, तो वह सामान्य जीवन जी सकते हैं अर्थात् उनका मधुमेह का रोग नियंत्रित हो जाता है। इस परिवर्तन का कारण वजन कम होने पर इंसुलीन प्राप्त करने वाले ऊतकों की संख्या बढ़ जाना होता है। ऐसा बढ़ाव मधुमेह का नियंत्रण करने में बहुत प्रभावी है।

इंसुलीन के प्रभाव में बढ़ोत्तरी

वजन कम होने के अलावा नियमित कसरत से इंसुलीन के प्रभाव में बढ़ोत्तरी हो जाती है, जिससे रक्त शर्करा कम हो जाती है और शरीर में ग्लूकोज का प्रवाह कम होता है। टाइप वन मधुमेह रोगियों में जहाँ इंसुलीन की कमी होती है, कसरत से इंसुलीन की माँग कम होती है और उसका प्रभाव बढ़ जाता है। टाइप टू मधुमेह के रोगियों में जहाँ अग्नाशय में इंसुलीन बहुत कम होता है, कसरत से जो भी इंसुलीन उपलब्ध होता है उसका प्रभाव बढ़ जाता है। यह पाया गया है कि मोटे व्यक्तियों में इंसुलीन प्राप्त करने वाले ऊतक बहुत कम होते हैं और इस कारण सामान्य गतिविधियों के लिए जो ग्लूकोज की माँग होती है, वह उपलब्ध इंसुलीन पूरी नहीं कर पाता है। इस कारण अधिक ग्लूकोज रक्त में आ जाता है और मधुमेह प्रारम्भ होता है। जब मोटे व्यक्ति वजन कम करते हैं, तब इंसुलीन प्राप्त करने वाले ऊतक बढ़ जाते हैं और सभी कोशिकाओं को समुचित ग्लूकोज मिलता है और रक्त में ग्लूकोज का स्तर सामान्य हो जाता है। इस प्रकार से वजन कम होने से मधुमेह पर नियंत्रण व इसका इलाज भी हो जाता है।

हृदय बीमारी के खतरे में कमी

मधुमेह की बीमारी के कारण कुछ समय के बाद हृदय रोग भी हो जाता है, ऐसा रक्त नलिकाओं में वसा के जमा होने से होता हैं जिसके कारण रक्त प्रवाह कम हो जाता है और हृदय आघात का खतरा हो जाता है। कसरत करने से हृदय की रक्त भेजने की क्षमता बढ़ जाती है और एक रक्षात्मक तत्त्व जिसे हाई डेंसिटी लीपोप्रोटीन्स (एच.डी.एल.) कहते हैं उसका स्तर भी बढ़ जाता है। इस एच.डी.एल. के कारण अप्रत्यक्ष रूप से रक्त में वसा या कोलेस्ट्राल कम हो जाता है और रक्त संचार सुधर जाता है।

रक्तचाप का सामान्य होना

यह विदित है कि मधुमेह के साथ उच्च रक्तचाप भी जुड़ा होता है। कसरत से रक्तचाप सामान्य होता है और हृदय व गुर्दे में रक्त संचार सुधरता है जिससे रक्त नलिकाओं में वसा का जमाव कम होता है।

अच्छेपन की भावना में सुधार होना

शारीरिक और मानसिक चिंता व तनाव कम होने से कसरत द्वारा रोगी के मन में अच्छे होने की भावना बढ़ती है। नियमित कसरत से रोगी चुस्त, आराम से व प्रसन्न महसूस करता है।

दवाओं का कम प्रयोग व लागत में कमी

कसरत करने से दवाओं और इंजेक्शन जो मधुमेह पर नियन्त्रण के लिए लेने पड़ते है, का कम प्रयोग करना होता है। इस कारण दवाओं पर एक बड़ा खर्च भी कम हो जाता है।

कसरत के प्रकार

इलाज करने वाले डाक्टर के द्वारा हर मधुमेह रोगी को किस प्रकार की कसरत करनी चाहिए, यह बताया जाता है। कसरत करने से पहले मरीज का इलेक्ट्रो कार्डियोग्राम (ई.सी.जी) लेते हैं और उसकी हृदय गति नापते हैं। यह हृदय गति उसकी आदर्श लक्ष्य गति (220 धड़कन प्रति मिनट (रोगी की उम्र) का 70% से अधिक होना चाहिए। उदाहरण के लिए एक 50 वर्षीय रोगी की हृदय गति कसरत करते समय 119 से अधिक नहीं होनी चाहिए। इस आधार पर किस व्यक्ति को क्या कसरत करनी है, यह निर्धारित किया जाता है। साधारणतः कसरत को हलकी, मध्यम और कठिन कसरत में बाँटा जा सकता है –

हलकी – टहलना, घर का कामकाज, साइकिल चलाना, बागवानी, नाव चलाना, रस्सी कूदना व गोल्फ खेलना आदि।

मध्यम – तैरना, क्रिकेट में बाल फेंकना, बैडमिन्टन खेलना, टेबल टेनिस, रोलर स्केटिंग, घुड़सवारी।

कठिन – टेनिस, स्क्वाश, दौड़ना (16 मील प्रति घंटा), बर्फ पर स्केटिंग, स्कींग, पर्वत पर चढ़ाई।

कसरत का समय व आवृत्ति

कसरत जब नियमित की जाय तो यह हृदय को सामान्य करती है और हृदय को अपना काम करने में कम मेहनत लगती है। इस कारण हृदय आघात रुकता है और व्यक्ति चुस्त और ताजा महसूस करता है। परन्तु यदि कसरत नियमित नहीं की जाये तो इससे हुआ सारा लाभ समाप्त हो जाता है। इसलिए कसरत कम से कम सप्ताह में तीन दिन या एक–एक दिन छोड़कर करनी चाहिए। कसरत की तीव्रता ऐसी होनी चाहिए कि हृदय गति लक्ष्य गति से अधिक न हो। कसरत कम से कम प्रतिदिन 30 मिनट तक करनी चाहिए। कसरत से पहले

शरीर को गरम करना व बाद में ठंडा करना आवश्यक है। तेज–तेज चलना और जागिंग सबसे अच्छा व सुरक्षित कसरत का तरीका है। कसरत का अच्छा समय भोजन करने के 15 से 30 मिनट बाद का समय है। यह समय आदर्श होता है क्योंकि रक्त शर्करा स्तर चोटी पर होता है और निम्न रक्त शर्करा होने की संभावना सबसे कम होती है। इंसुलीन लेने वाले रोगियों, जिनको कम रक्त शर्करा स्तर का खतरा हो, उनके लिए यह बहुत महत्त्वपूर्ण है। ऐसे लोगों को खतरनाक खेल जैसे– स्कूबा डाईविंग, पैराशूटिंग, बरफ पर स्केटिंग आदि नहीं करना चाहिए। बीमारी के समय या बहुत ठण्डे या गरम मौसम में कसरत नहीं करना चाहिए। आवश्यक हो तो कसरत के समय एक घर का सदस्य साथ होना चाहिए, जिससे रक्त शर्करा स्तर कम न होने पाये।

योग की भूमिका

प्राचीन भारतीय तकनीकों में योग– शारीरिक, मानसिक, नैतिक और आध्यत्मिक विकास की महत्त्वपूर्ण योजना है। महर्षि पतंजलि ने योग को "चित्त वृत्ति निरोध" या मस्तिष्क और उसकी उलझनों का नियंत्रक बताया है। उन्होंने योग की आठ बातें बताई हैं जिनसे स्वस्थ, प्रसन्न और आध्यात्मिक जीवन पाया जा सकता है। यह निम्नवत् है–

- ☞ यम या नैतिक नियम जैसे– अहिंसा, सत्यवादिता, ईमानदारी, ब्रह्मचर्य, और निर्लिप्तता।

- ☞ नियम या अनुशासन में रहना जैसे शुद्धता, संतोष, मितव्ययिता, आत्म निरीक्षण और ईश्वर की भक्ति।

- ☞ आसन या यौगिक मुद्राएँ।

- ☞ प्राणायाम या साँस पर नियंत्रण।

- ☞ प्रत्याहार या मस्तिष्क और इन्द्रियों पर नियंत्रण।

- ☞ धारण या एकाग्रता।

- ☞ ध्यान

- ☞ समाधि या गूढ़ ध्यान की स्थिति जिसमें व्यक्ति सार्वभौमिक सत्ता के साथ अपने आप को मिला देता है।

इलाज की दृष्टि से योग को निम्न भागों में विभाजित कर सकते हैं –

- ☞ योगासन

- ☞ यौगिक क्रिया

- ☞ प्राणायाम
- ☞ ध्यान

योगासन

योगासन का अर्थ– शरीर की यौगिक मुद्रा है, जिससे शारीरिक, मानसिक और आध्यात्मिक विकास होता है। कसरत और योगासन में कई अन्तर हैं, जो नीचे की तालिका में दिये गये हैं।

कसरत और योगासन में अन्तर

	कसरत	योगासन
1. शरीर का चलन	जल्दी जल्दी होता है।	धीरे–धीरे और एक तरह का होता है।
2. आयु	अलग–अलग आयु वाले लोगों के लिए कुछ प्रतिबन्ध है, विशेष कर वृद्ध लोगों के लिए	कसी भी आयु के पुरुषों या महिलाओं के द्वारा किया जा सकता है।
3. शरीर पर अच्छा प्रभाव	मांसपेशियाँ मजबूत होती हैं	दिमाग और मांसपेशियाँ दोनों मजबूत होते हैं।
4. परिणाम	चिंता, थकावट पैदा होती है।	नाड़ियों को और आंतरिक अंगों को ठीक करता है। थकावट नहीं महसूस होती है।
5. शरीर और दिमाग का	मुख्यतः शरीर का विकास विकास होता है।	शरीर दिमाग और प्राण का विकास होता है।
6. शरीर का लचीलापन	कम	अधिक
7. छोड़ देने पर असर	एकदम से नहीं छोड़ सकते।	कभी भी छोड़ सकते हैं।
8. भोजन	अधिक पौष्टिक भोजन चाहिए।	साधारण और शुद्ध भोजन चाहिए।
9. रोग से बचाव और इलाज	बचाव संभव पर इलाज नहीं।	बचाव और इलाज दोनों संभव

योगासन मधुमेह के इलाज में कैसे सहायक है

- ☞ पेट के अग्नाशय समेत सभी अंग मजबूत होते हैं और पाचन तंत्र तथा मेटाबोलिज्म में सुधार होता है।
- ☞ मेटाबोलिज्म में सुधार से रक्त में वसा और चीनी की मात्रा कम होती है।

☞ न्यूरोइंडोक्राइन (हार्मोनल) तंत्र को सुधार कर व उत्तेजित करके इंसुलीन व अन्य हार्मोन्स को अधिक प्रभावी बनाता है।

☞ प्रतिरोधक क्षमता बढ़ाकर शरीर को अधिक तनाव व चिंता सहन करने में समर्थ बनाता है, जिससे रोग कम होता है।

☞ जमा हुए विषैले पदार्थों और विसर्जन वाले पदार्थों को समाप्त कर शरीर को चुस्त, मजबूत और फुर्तीला बनाता है।

☞ योगासन नियमित रूप से करने पर हृदय गति, साँस लेना, विसर्जन, शरीर का तापमान, भोजन की आवश्यकता, नींद पर स्वतः नियंत्रण होता है, जिससे अपने आप को बचने की क्षमता व ऊर्जा की बचत बढ़ती है।

मधुमेह के इलाज में योगासन की उपयोगिता

कुछ आसन मधुमेह के इलाज में बहुत उपयोगी हैं। ये आसन हैं – धनुरासन, पश्चिमोत्तासन, सर्वांगासन, हलासन, भुजंगासन, अर्ध मत्स्येन्द्रासन, मत्स्यासन, शशांकासन, पवनमुक्तासन, चक्रासन, सलावासन, मयूरासन।

इन महत्त्वपूर्ण आसनों के बारे में विस्तृत विवरण नीचे दिया है –

धनुरासन या धनुष की तरह मुद्रा

☞ पेट के बल लेट कर चेहरा नीचे करके और माथा जमीन को छूता हुआ और पैर सीधे और बाहों को दोनों तरफ रखना होता है।

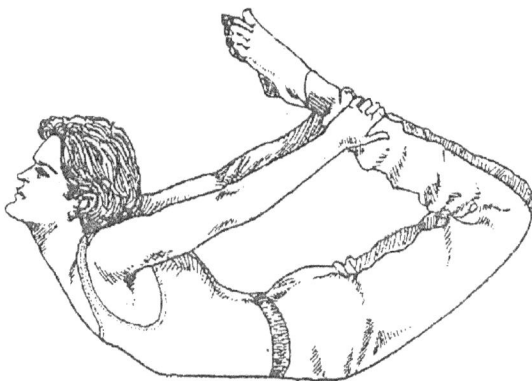

धनुरासन

☞ साँस बाहर छोड़कर पैरों को घुटने से मोड़कर और हाथों को टखने के पास दोनों तरफ रखना होता है।

☞ अंदर साँस लेकर जाँघों, सीने व सिर को उठाना होता है।

☞ शरीर का वजन नाभि पर रखना और सिर को जितना संभव हो, ऊपर उठाना होता है व आँखों से ऊपर की ओर देखना होता है।

☞ यह मुद्रा जब तक आराम लगे, रखनी चाहिए।

☞ कुछ लोगों के अनुसार हल्की दोलन गति भी पेट, जिस पर वजन रहता है, के सहारे करनी चाहिए।

☞ ऐसी मुद्रा 3–5 बार बनानी चाहिए।

सावधानियाँ

उच्च रक्तचाप वाले रोगियों, स्लिप डिस्क, हार्निया, आँत की बीमारी, दुओदीनल अल्सर व हृदय की बीमारी वालों को यह नहीं करना चाहिए।

पश्चिमोत्तासन

☞ जमीन पर बैठकर पैरों को फैलाकर दोनों तलवों को जोड़ना चाहिए और हाथ दोनों घुटनों पर होने चाहिए।

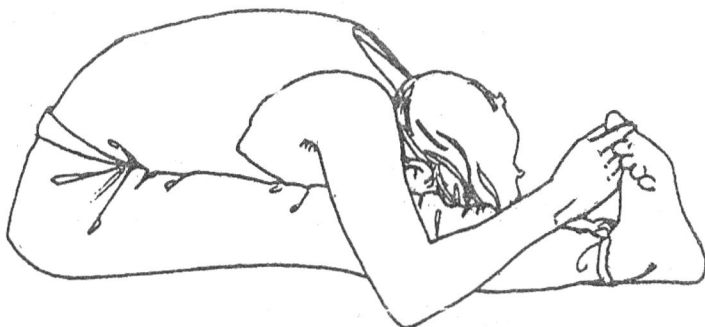

पश्चिमोत्तासन

☞ पूरे शरीर को आराम देते हुए कूल्हों को आगे की तरफ मोड़ना चाहिए। पैर के अँगूठों को दोनों हाथों की अँगुलिओं व अँगूठे से पकड़ना चाहिए। यह संभव न हो तो एड़ी, टखना या पैर का कोई अन्य भाग जो आराम से पकड़ सकते हों, पकड़ना चाहिए।

☞ यह मुद्रा कुछ सेकंडों तक बना कर रखनी होगी।

☞ पैरों को सीधा रखना, कोहनी को मोड़कर धीरे–धीरे अपना ऊपर का शरीर नीचे पैरों की तरफ लाना होगा और पैर के अँगूठे या तलवे या पैरों को पकड़े रहना होगा। घूटनों को अपने माथे से छू कर जितनी देर रुक सकते हैं, रुकना चाहिए।

☞ धीरे–धीरे पुरानी हालत में वापस आयें।

☞ आराम करके यह प्रक्रिया दो से तीन बार करें।

सावधानियाँ

☞ जो लोग स्लिप डिस्क, लुम्बार स्पोंदोलैतीस या साइटिका की बीमारी रखते हों, उन्हें यह आसान नहीं करना चाहिए।

☞ जिन लोगों को हृदय रोग की समस्या हो, हार्निया हो या पेट की कोई शल्य चिकित्सा हो चुकी हो, उन्हें भी यह आसान नहीं करना चाहिए।

सर्वांगासन

सभी योग करने वालों के लिए मुख्य आसन है और इसे सभी आसनों की जननी भी कहते हैं।

तकनीक

☞ आराम देने वाली हालत में पैर और हाथों को सीधा रख कर लेटें। दोनों पैर साथ रख कर हथेलियों को नीचे की तरफ रखें।

☞ लंबी साँस लें और दोनों पैरों को धीरे–धीरे ऊपर ले जायें, जिससे वह शरीर के साथ समकोण बनाये।

☞ साँस छोड़कर कुछ सेकंडों के लिये रुकें।

☞ अंदर को साँस लें और पैरों कूल्हे और निचली पीठ को दोनों हाथों के सहारे उठायें जिससे उरोस्थि के साथ ठोड़ी मिल जाये। शरीर का पूरा वजन सिर, गर्दन और कन्धों पर आ जाता है और दोनों हाथों से इसे सहारा देते हैं।

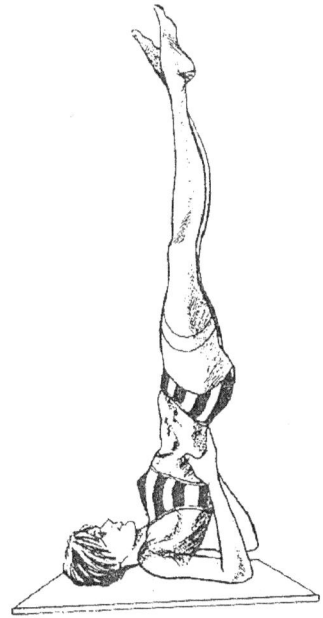

सर्वांगासन

☞ दोनों आँखों को पैर के अँगूठे पर केंद्रित करें और सीने को ठोड़ी से दबाकर धीरे–धीरे साँस लें।

☞ इस मुद्रा को दो से तीन मिनट तक रखें।

- साँस बाहर निकालें और पैरों को हाथ और हथेलियों को हटा कर धीरे–धीरे नीचे लायें।

सावधानियाँ

- यह आसन उच्च रक्तचाप, हृदय रोग, सर्वाइकल स्पोंडीलाइटीस और स्लिप डिस्क वाले लोगों को नहीं करना चाहिए।
- मोटे लोग जिनकी रीढ़ की हड्डी या पेट की मांसपेशियाँ कमजोर हों और नये प्रारंभ करने वाले लोगों को अपने पैर दीवार के सहारे ऊपर ले जाना चाहिए।
- मासिक धर्म या बढ़ी हुई गर्भ की स्थिति में इसे नहीं करना चाहिए।

भुजंगासन

तकनीक

- जमीन पर सीधा लेटें और पैर फैलाकर दोनों पैर एक–दूसरे को छूते हुए तथा माथा जमीन में लगायें।

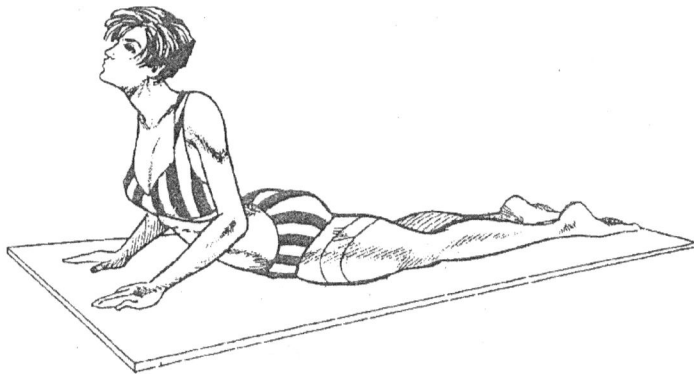

भुजंगासन

- साँस अंदर लें, सिर को पीछे की ओर दबायें और सिर तथा कन्धों को जमीन से ऊपर गर्दन मोड़ कर उठायें।
- दोनों हाथ सीधा रखकर पेट नाभि से ऊपर जमीन से उठायें और सिर आकाश की तरफ रखें।
- साँस को रोककर इस मुद्रा को कुछ सेकंड रखें और शरीर का वजन दोनों हाथ पर डालें।

☞ धीरे–धीरे साँस बाहर निकालें और अपनी पुरानी स्थिति में वापस आ जायें। इस प्रक्रिया को दो से तीन बार करें।

सावधानियाँ

जो लोग अत्यन्त तनाव, हर्निया, पेप्टिक अल्सर, आँत की टी बी, हाइपर थाइरोडिज्म से पीड़ित हों, उन्हें यह आसन नहीं करना चाहिए।

विधि

1. आसन पर अपने दोनों पैरों को फैलाकर बैठ जायें।

2. दाहिने पैर को घुटने से मोड़ते हुए दाहिनी एड़ी को गुदा के पास रखें और इसे उस स्थान से हटने न दें।

3. अब बायें पैर को मोड़कर दाहिने घुटने के बाहर पंजे को आसन पर रखें। दोनों हाथों से बायें घुटने को अपनी ओर खींचें एवं नासिका को घुटने से स्पर्श कराने का प्रयास करें। इस दौरान शरीर को बिलकुल ढीला रखें।

4. दाहिने हाथ से बायें पैर के घुटने को दबाते हुए बायें पैर के अँगूठे या पंजे को पकड़ें तथा अपनी गर्दन को बायीं ओर मोड़ते हुए ठुड्डी को बायें कंधे से स्पर्श करायें। इस दौरान अपने मुँह और गर्दन को बायीं ओर ही रखें तथा अँगूठे को पकड़ लें।

5. शरीर बायें घुमाएँ, बायीं भुजा पीछे करें और बायें कंधे को देखने का प्रयास करें।

6. इस मुद्रा में 5 से 15 सेकंड तक रहें, श्वास की गति को सामान्य करें।

7. इस दौरान पीठ बिलकुल सीधी रहनी चाहिए और दायें–बायें ओर झुके नहीं।

8. अब अँगूठे को छोड़ते हुए दोनों पैर फैलाकर अपनी स्वाभाविक स्थिति में आ जायें।

9. थोड़ा विश्राम करने के बाद बायें पैर को मोड़ते हुए बायीं एड़ी गुदा के पास रखें और उपरोक्त समस्त क्रियाएँ क्रमशः पुनः करते हुए बायें पैर के अँगूठे को पकड़कर गर्दन बायीं ओर झुकाएँ एवं बायें कंधे को देखने का प्रयास करें।

सावधानियाँ

☞ यह आसन धीरे–धीरे रीढ़ की हड्डी पर बिना अनुचित दबाव के करना चाहिए।

☞ जो लोग हर्निया, पेप्टिक अल्सर, साइटिका, हाइपर थाइरोडिज्म से प्रभावित हैं और गर्भवती महिलाओं को यह आसन नहीं करना चाहिए।

यौगिक क्रियाएँ

हठ योग में यौगिक क्रियाओं का बहुत महत्त्व है क्योंकि इनसे शरीर के जहरीले पदार्थ निकल जाते हैं। मानव शरीर भी एक मशीन की तरह है जिसमें लगातार सफाई करनी आवश्यक है। यौगिक क्रियाएँ छः तरह की होती हैं और इन्हें भाटक्रिया कहते हैं, जो इस प्रकार हैं—

✻ नेति ✻ कपालभाती ✻ वमन धौती ✻ नौली ✻ बस्ती ✻ त्राटक

मधुमेह के इलाज में कपालभाती, वमन धौती, कुंजल क्रिया और नौली उपयोगी होते हैं।

कपालभाती

कपालभाती मुख्यतः प्राणायाम की एक विधि है। यद्यपि कुछ यौगिक लेखों में इसे भाटकर्म का एक भाग मानते हैं। यह तीन तरह का होता है— वातक्रम कपालभाती, व्युत्क्रम और शीतक्रम।

वातक्रम कपालभाती – यह मधुमेह के इलाज में सबसे उपयोगी है। इसकी विधि इस प्रकार है—

☞ आराम से आसन पर बैठकर सिर और रीढ़ की हड्डी को सीधा रखें और हाथों को घुटनों पर रखें।

☞ आँख बंद करके पूरे शरीर को आराम दें।

☞ अंदर गहरी साँस लें और पेट को फुलाएँ। पेट को तेजी से सिकोड़ें जिससे पेट की पेशियों से आवाज के साथ साँस बाहर आये।

☞ अगली बार साँस लेते समय पेट की पेशियों को अपने आप बिना प्रयास फूलने दें।

☞ इस तरह से दस बार जल्दी-जल्दी अंदर और बाहर साँस लेकर एक क्रम पूरा करें।

☞ इस तरह के तीन से पाँच क्रम करना चाहिए।

सावधानियाँ

☞ जल्दी-जल्दी साँस लेने में पेट को फुलाना चाहिए न कि सीने को।

☞ इस क्रिया को आसन करने के बाद या नेति के बाद खाली पेट या खाने के 3–4 घंटे बाद करना चाहिए।

☞ यदि दर्द या चक्कर आये तो इसे रोककर कुछ देर बाद प्रारम्भ करें।

☞ हृदय रोग, उच्च रक्तचाप, मिर्गी, दिल का दौरा, हर्निया, पेप्टिक अल्सर और चक्कर आने वाले रोगियों को यह नहीं करना चाहिए।

वमन धौती या कुंजल क्रिया

विधि

☞ करीब 1 लीटर हल्का गर्म पानी लें। इसमें सौंफ और इलायची डालें और कुछ नमक डालें।

☞ इस पानी को जल्दी से पी लें जब तक वमन जैसा न महसूस हो।

☞ तुरंत खड़े हों और आगे झुक कर दायें हाथ की 3 अँगुलिओं को मुँह में डालकर वमन करने का प्रयत्न करें।

☞ ऐसा तब तक करें जब तक सारा पानी बाहर न आ जाये।

☞ यह प्रति सप्ताह एक बार कर सकते हैं।

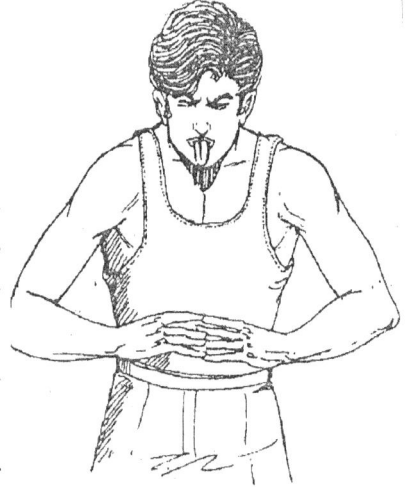

कुंजल क्रिया

सावधानियाँ

☞ यह प्रक्रिया सुबह खाली पेट करनी चाहिए।

☞ इसके आधे घंटे बाद तक कोई भोजन न लें।

☞ अँगुलिओं के नाखून कटे होने चाहिए और हाथ अच्छी तरह साबुन से साफ कर लेना चाहिए।

☞ पेट के अल्सर, आँख की बीमारी, हृदय बीमारी, स्ट्रोक, हार्निया वाले रोगियों को यह क्रिया नहीं करनी चाहिए।

नौली

यह पूरे पेट के मालिश की यौगिक क्रिया है, जिसमें पेट की मांसपेशियों को सिकोड़ते और घुमाते हैं, विशेषतः पेट की गुदा वाली मांसपेशियों को।

विधि

- सीधे खड़े होकर पैरों को आधा मीटर दूर रखें।
- आगे झुकें और हाथों को दोनों घुटनों के ऊपर जाँघ पर रखें।
- अंदर साँस लेकर रोकें और सिर को आगे नीचे की तरफ झुकाएँ। ठोड़ी को सीने की ओर दबायें और कन्धों को ऊपर और नीचे खीचें (जालंधर बंद)।
- साँस बाहर निकाल कर सीने को चपटा करें और पेट की दीवार व रीढ़ की हड्डी के बीच खोखला करें (उदियान बंद)।
- जाँघों को दोनों हाथ से दबायें जब तक पेट की गुदा वाली मांसपेशी खोखले पेट में स्पष्ट दिखाई न दें। यह मध्यम नौली की पहली दशा है।
- अब पेट की गुदा वाली मांसपेशी को पेट के बायीं ओर ले जाकर बायें हाथ से बायीं जाँघ को दबायें। यह वाम नौली की दूसरी दशा है।
- इसी तरह दाहिनी तरफ करें। यह दक्षिण नौली की तीसरी दशा है।
- अब पेट की गुदा वाली मांसपेशी को बायें से दायें साँस रोककर घुमाएँ।
- अंदर साँस लेकर आराम करें और फिर सामान्य साँस लेकर यही काम दाहिने से बायें घुमा कर करें।

सावधानियाँ

हृदय रोगियों उच्च रक्तचाप, हर्निया, पथरी, पेप्टिक अल्सर या पेट की शल्य चिकित्सा के बाद और गर्भ धारण के समय नौली नहीं करना चाहिए।

प्राणायाम

प्राणायाम संस्कृत के दो शब्दों प्राण और आयाम से मिलकर बना है। प्राण का अर्थ है साँस लेना, जीवन हवा शक्ति और उर्जा। आयाम का अर्थ है– फैलाव, बचाव, नियमित करना, प्रतिबंधित करना या रोकना। इस तरह प्राणायाम में साँस को प्रतिबंधित कर के प्राण या आंतरिक शक्ति के प्रवाह को नियंत्रित करते हैं।

प्राणायाम की दशाएँ

प्राणायाम की चार दशाएँ होती है।

- पूरक या अंदर साँस लेने की दशा– इसमें लंबी धीरे से नियंत्रित और नियमित साँस अंदर की ओर लेते हैं।
- कुम्भक या साँस रोकने की दशा– इसमें साँस को अंदर लेकर रोक लेते हैं।

☞ रेचक या साँस बाहर निकलना– इसमें लंबी, धीरे–धीरे व नियंत्रित तरीके से साँस छोड़ते हैं।

☞ शून्यक या साँस समाप्त होने की दशा– इसमें साँस बाहर निकालकर थोड़ी देर के लिए रुक जाते हैं।

प्राणायाम के नियम

☞ प्राणायाम सदा खुली हवा में या किसी शांत साफ और हवादार कमरे में करना चाहिए।

☞ प्राणायाम के लिए सबसे अच्छा तरीका पद्मासन है।

☞ इसके लिए किसी साफ–सुथरी जगह जहाँ शोरगुल न हो, का चुनाव करना चाहिए।

☞ प्राणायाम भीड़–भाड़ वाले स्थान जहाँ शुद्ध हवा कम हो, नहीं करना चाहिए। यह नदी के किनारे कर सकते हैं।

☞ प्राणायाम के लिए सबसे अच्छा समय सुबह–सुबह है। जब हवा शुद्ध हो और ऑक्सीजन की बहुतायत हो। यदि यह संभव न हो तो शाम को सूर्यास्त के बाद भी कर सकते हैं।

☞ कपड़े आरामदायक व ढीले पहनने चाहिए न कि कसे हुए।

☞ प्राणायाम से कम से कम एक घंटा पहले धूम्रपान नहीं करना चाहिए।

☞ प्राणायाम किसी योग्य व्यक्ति की देखभाल में करना चाहिए।

☞ रात को अच्छी नींद के बाद इसे करना चाहिए।

☞ साँस केवल नाक से ही लेना चाहिए।

☞ साँस रोकने की क्रिया भारी वजन उठाने वाले लोगो को नहीं करना चाहिए।

☞ टहलते समय या लेटे हुए प्राणायाम नहीं करना चाहिए।

☞ प्राणायाम और दवा लेने के बीच कम से कम तीन घंटे का अन्तर होना चाहिए।

☞ यदि प्राणायाम से चक्कर आने लगते हैं तो यह अधिक बार करने या गलत तरीके से करने के कारण हो सकता है।

☞ प्राणायाम आसन करने के बाद और ध्यान से पहले करना चाहिए।

☞ प्राणायाम से पहले नहाना चाहिए या कम से कम हाथ, चेहरा या पैर साफ कर लेना चाहिए।

☞ प्राणायाम के आधे घंटे के बाद तक नहाना नहीं चाहिए जिससे शरीर का तापमान सामान्य हो सके।

- ☞ प्राणायाम खाली पेट या भोजन के तीन चार घंटे बाद करना चाहिए।
- ☞ फेफड़ों पर अधिक तनाव या दबाव नहीं डालना चाहिए क्योंकि ये नाजुक अंग हैं।
- ☞ कुछ लोगों ने खुजली, झनझनाहट, ठंडा या गरम लगना, भारीपन होना, कब्ज या पेशाब कम होने की शिकायत की है। यह लक्षण नियमित प्राणायाम से समाप्त हो जाते हैं। यदि ऐसा न हो तो किसी योग्य योग के जानकार से सलाह लेनी चाहिए।

प्राणायाम के लाभ

- ☞ प्राणायाम से फेफड़ों का कार्य सुधरता है और रक्त में अधिक ऑक्सीजन का संचार होता है।
- ☞ फेफड़ों की हवा अंदर व बाहर करने की क्षमता बढ़ती है।
- ☞ साँस रोकने की सीख से शरीर की कम ऑक्सीजन होने पर साँस लेना संभव हो जाता है और यह पहाड़ों की चढ़ाई में सहायक होता है।
- ☞ प्राणायाम से हृदय और मस्तिष्क का रक्त संचार सुधरता है।
- ☞ यह मस्तिस्क की एकाग्रता को बढ़ाता है और शरीर को आराम देता है।
- ☞ प्राणायाम नाक, नाक का साइनस और श्वसन तंत्र की सफाई व उसे शुद्ध करता है।
- ☞ पाचन तंत्र रक्त संचार में सुधार से अच्छा हो जाता है। मधुमेह के रोगियों में अग्नाशय में नया जीवन संचार होता है और पाचन तंत्र से अवांछित पदार्थ निकल जाते हैं।
- ☞ प्लाविनी प्राणायाम से भूख और प्यास पर भी अच्छा नियंत्रण हो जाता है।

मधुमेह के इलाज में प्राणायाम की उपयोगिता

नाड़ी शोधन प्राणायाम ❋ भस्त्रिका ❋ शीतली ❋ शीतकारी

नाड़ी शोधन प्राणायाम या अनुलोम विलोम

- ☞ किसी आरामदायक मुद्रा जैसे– पद्मासन में अपने सिर व रीढ़ की हड्डी को सीधा रखते हुए बैठें।
- ☞ आँखे बंद करके, शरीर को ढीला छोड़कर कुछ समय आराम से साँस लें।
- ☞ तर्जनी व मध्य अँगुली को धीरे से दोनों भौहों के बीच लगा कर अँगूठा व अनामिका को दायें व बायें नथुनों पर रखें। यह दो अँगुलियाँ पहले एक नथुने को दबाकर व दूसरे से साँस लेकर तथा फिर दूसरे को

दबाकर और पहले से साँस लेकर, साँस का बहाव नियंत्रित करती हैं। इसे नासिकाग्रा मुद्रा कहते हैं।

- ☞ पहला कदम – दायें नथुने को अँगूठे से बंद करें और बायें से मन में 1,2,3 गिनते हुए साँस लें। इसी तरह बायें नथुने को अनामिका से बंद कर दायें नथुने से मन में 1,2,3 गिनते हुए साँस बाहर निकालें। अंदर साँस लेने व बाहर निकालने में बराबर का समय लगना चाहिए।
- ☞ यही क्रिया दायें नथुने से साँस अंदर लेकर व बायें से बाहर निकाल कर करें। इस तरह एक चक्र होता है। ऐसे 10 चक्र करने चाहिए।
- ☞ धीरे–धीरे गिनती 12–12 अंदर साँस/बाहर साँस तक बढ़ाएँ। इसके बाद यह अनुपात 1–2 करते हैं –5 तक गिनती कर साँस अंदर लेना और 10 तक गिनती कर साँस बाहर लेना जो 12–24 के अनुपात तक जा सकता है।
- ☞ दूसरा कदम– यह कदम पहले कदम को पूरी तरह सीखने के बाद करना चाहिए।
- ☞ दाहिना नथुना बंद कर बायें से पाँच तक गिनते हुए अंदर साँस लें इसके बाद दोनों नथुनों को बंद कर पाँच तक गिनते हुए हवा फेफड़ों के अंदर रोकें।फिर दायाँ नथुना खोलकर थोड़ी–सी साँस लेकर पाँच तक गिनते हुए हवा बाहर निकालें। यह प्रक्रिया फिर दायें नथुने से साँस लेकर, रोककर और बायें से बाहर निकाल कर करते हैं। इस तरह के दस चक्र करें।
- ☞ इस अनुपात को अंदर साँस लेना, रोकना व बाहर निकालना को 1:1:1 से 1:1:2, फिर 1:2:2, 1:3:2, 1:4:2 तक ले जायें।
- ☞ तीसरा कदम – इसमें अंदर को साँस बायें नथुने से लेते हैं फिर साँस रोकते हैं, फिर दायें से बाहर निकालते हैं, उसके बाद फिर साँस रोके रहते हैं।
- ☞ फिर इस क्रिया को दायें से साँस लेकर और बायें से निकाल कर करते हैं। इस तरह के दस चक्र करते हैं।
- ☞ इसमें प्रारंभ मे 1:1:1:1 से प्रारम्भ कर 1:4 :2 :2 तक ले जाते हैं और गिनती करने की सीमा भी आराम की स्थिति तक बढ़ाते हैं।

सावधानियाँ

- ☞ साँस लेने की क्रिया मुक्त रूप से होनी चाहिए और जोर नहीं लगाना चाहिए।

☞ साँस कभी भी मुँह से नहीं लेनी चाहिए।

☞ प्राणायाम की यह क्रिया किसी विशेषज्ञ की देखरेख में करनी चाहिए।

☞ यदि कोई तकलीफ सामने आये तो इसको बंद कर देना चाहिए।

☞ इस क्रिया के लिए सुबह के आसन के बाद का समय सबसे उचित है।

☞ इस क्रिया के लिए दस से पन्द्रह मिनट का समय व 5 से 10 चक्र होने चाहिए।

☞ उच्च रक्तचाप और हृदय रोगियों को साँस अंदर रोकने वाला प्राणायाम नहीं करना चाहिए।

भस्त्रिका प्राणायाम

विधि

☞ आरामदायक मुद्रा में दोनों हाथ घुटनों पर ज्ञान मुद्रा वाली स्थिति में रखें।

☞ सिर और रीढ़ की हड्डी को सीधा रखें, आँख बंद रखें और शरीर को ढीला छोड़ दें।

☞ नासिकाग्र मुद्रा का प्रयोग कर अँगूठे से दाहिनी नासिका बंद करें।

☞ तेजी से अंदर और बाहर साँस लें और बायीं नासिका से करीब दस बार ऐसा करें।

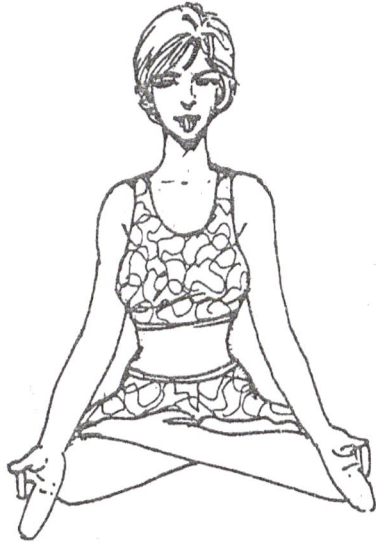

भस्त्रिका एवं शीतली प्राणायाम

☞ ऐसा करने में पेट साँस के साथ फूलना और पिचकना चाहिए।

☞ अब बायीं नासिका बंद कर यही काम दाई नासिका से करें।

☞ इसके बाद दोनों नासिकाओं से एक साथ साँस लें।

☞ इस प्रक्रिया के बाद 30 सेकंड तक साँस रोककर रखें।

सावधानियाँ

☞ भस्त्रिका के समय सिर्फ पेट हिलना चाहिए न कि सीना या कंधे।

- साँस की आवाज पेट से आनी चाहिए न कि सीने या गले से।
- यदि चक्कर आये, उलटी या अधिक पसीना आये तो प्राणायाम बंद कर देना चाहिए।
- बहुत ज्यादा पसीना, चेहरे का बिगड़ना या शरीर का काँपना होने पर इसे बंद कर देना चाहिए।
- उच्च रक्तचाप, हृदय रोग, डुओडीनल, अल्सर, हर्निया, दिल का दौरा या मिर्गी वाले रोगियों को भस्त्रिका नहीं करना चाहिए।
- यदि नाक बंद हो रही हो तो नेति करना चाहिए।

शीतली प्राणायाम

विधि

- आराम से ज्ञान मुद्रा में बैठकर हाँथ को घुटने पर रखें।
- आँख बंद करें और शरीर को ढीला रखें।
- जीभ को मुख के बाहर करके चिड़िया की चोंच की तरह की मुद्रा बनायें।
- धीरे–धीरे गहरी साँस लें और फेफड़ों में हवा भरें।
- इसके बाद जीभ अंदर कर मुँह बंद करें और नाक से साँस बाहर निकालें।
- यह क्रिया पाँच से दस बार करें।
- धीरे–धीरे यह क्रिया 15 या अधिक बार तक करते हुए अंदर औए बाहर साँस की अवधि बढ़ाएँ।

सावधानियाँ

- यह क्रिया गंदे व प्रदूषित वातावरण में न करें क्योंकि मुँह से ली गयी साँस सीधे फेफड़ों में गंदगी ले जाती है।
- यह प्राणायाम निम्न रक्तचाप, साँस की तकलीफें जैसे– अस्थमा और ब्रोंकाईटीस वाले रोगियों को नहीं करना चाहिए।
- कब्ज होने पर यह प्राणायाम नहीं करना चाहिए।
- सर्दियों में या ठण्डे वातावरण में यह प्राणायाम नहीं करना चाहिए।

शीतकारी प्राणायाम

विधि

- ☞ आराम से बैठ कर शरीर को ढीला छोड़ें।
- ☞ होंठ खोलकर दाँतों को हल्का पकड़ें।
- ☞ जीभ की नोक को नीचे के अगले दाँत पर दबायें और हवा मुँह से जीभ के उपर से अंदर लें।
- ☞ हवा अंदर लेने के बाद जीभ अंदर कर मुँह बंद करें और साँस को दोनों नथुनों से बाहर निकालें।
- ☞ यह क्रिया 5 से 10 चक्र तक करें।

सावधानियाँ

शीतली प्राणायाम की तरह की सावधानियाँ इसमें भी बरतते हैं। संक्रमित दाँत और मसूड़े, गिरे हुए दाँत या नकली दाँत लगाये हुए लोगों को यह प्राणायाम नहीं करना चाहिए।

ध्यान लगाना

योग के प्रथम गुरु पतंजलि ने ध्यान को "बिना रुके हुए एक विचार को सोचना" बताया है। स्वामी विवेकानद के अनुसार ध्यान अपने मन को किसी एक बिंदु पर केंद्रित करना है। यदि मन एक बिंदु पर केंद्रित हो जाता है तो यह किसी भी अन्य वस्तु पर केंद्रित किया जा सकता है।

ध्यान का मुख्य तरीका

यद्यपि अलग–अलग धर्मों, जातियों और संप्रदायों में ध्यान के तरीके में कुछ अन्तर हो सकता है, पर प्राथमिक रूप से यह समान है। ध्यान का मुख्य लक्ष्य दिमाग और मन को आराम देना और इन्द्रियों को आस–पास के वातावरण से हटाकर किसी एक बिंदु पर केंद्रित करना होता है। ध्यान लगाने के मुख्यतः निम्न कदम हैं–

पूर्णतः विश्राम

पूर्ण विश्राम का अर्थ– शरीर के सभी अंगों को ढीला छोडना है, जिससे सभी मांसपेशियों को पूरा आराम मिले। ऐसा बैठी हुई मुद्राओं जैसे– पद्मासन, सुखासन, वज्रासन, या खड़ी हुई मुद्रा में कर सकते हैं।

विधि

- ☞ इस मुद्रा को करते हुए गर्दन और रीढ़ की हड्डी को सीधा रखें और शरीर को पूरा ढीला रखें।

☞ मन को शरीर के सिर से लेकर पैर तक सभी भागों पर केंद्रित करें।

☞ प्रत्येक अंग को आराम देते हुए पूरे शरीर को आराम दें।

साँस लेने की जागरूकता

☞ पूरी तरह से साँस लेने पर केन्द्रित हों और धीरे–धीरे गहरी लयबद्ध साँस लें।

☞ दोनों नथुनों के मिलने वाले स्थान पर ध्यान केंद्रित करें और अंदर और बाहर को साँस महसूस करें।

☞ फिर ध्यान नाभि पर केंद्रित करें और साँस अंदर और बाहर लेते समय पेट की पेशियों के फैलाव व सिकुड़ने को ध्यान में रखें।

☞ हर दूसरी साँस को भी ध्यान के द्वारा नियमित किया जा सकता है और इसमें कोई तकलीफ नहीं होती है।

शरीर के अंगों की जागरूकता

☞ शरीर के सभी अंगों पर एक–एक करके ध्यान केंद्रित करें और उनके कंपन को महसूस करें। यह दायें पैर के अँगूठे से प्रारम्भ करके धीरे–धीरे सामने के व पीछे के अंगों पर ध्यान केंद्रित करते हुए ऊपर सिर तक आयें।

☞ फिर पूरे शरीर को महसूस करें और सोचते हुए या धीरे से खड़े होकर यह काम करें।

शरीर में चक्र या मानसिक केन्द्रों की जागरूकता

☞ विश्राम की स्थिति में बैठे हुए अपना ध्यान शरीर के 7 चक्रों या मानसिक केन्द्रों पर लगायें।ऐसा मूलाधार चक्र या शक्ति केन्द्र से प्रारम्भ करें।

☞ ऐसा महसूस करें कि कंपन मूलाधार चक्र से ऊपर सहस्त्र चक्र या ज्योति केन्द्र तक आ रहे हैं।

क्रम सं	चक्र/मानसिक केन्द्र	स्थान	शरीर का अंग
1.	मूलाधार चक्र या शक्ति केन्द्र	रीढ़ की हड्डी का निचला भाग और गुप्तांग	जनन ग्रंथि, अंडाशय
2.	स्वादिष्ठान चक्र या तैजस चक्र	नाभि के नीचे व पीठ में	अदिवक्र और तिल्ली
3.	मणिपुर चक्र	नाभि के ऊपर और पीठ	अग्नाशय व यकृत

4.	अनाहत चक्र या आनंद केन्द्र	सीना व हृदय का स्थान	बाल्य ग्रंथि
5.	विशुद्धि चक्र / केन्द्र	गला व गर्दन के पीछे	थायाराइड व पैरा थायाराइड ग्रंथि
6.	आज्ञा चक्र या केन्द्र	दर्शन केन्द्र या भौंह	पीयूष ग्रंथि
7.	सहस्त्र चक्र या ज्योति केन्द्र	सिर का ऊपरी भाग	पीनियल ग्रंथि

मानसिक रंगों के प्रति जागरूकता

चक्र या मानसिक केन्द्रों के कुछ रंगों को जिनके कुछ निश्चित कंपन होते हैं, मन में सोच कर जागृत किया जा सकता है। ऐसा ध्यान के नियमित अभ्यास से पाया जा सकता है।

अलग—अलग चक्रों या मानसिक केन्द्रों को सोचकर हमें कुछ खास रंगों का जो उस चक्र से सम्बन्धित हों, ध्यान करना चाहिए। ऐसा करने से इन केन्द्रों को जागृत करने में सहायता मिलती है व इनके शारीरिक क्रिया—कलापों में वृद्धि होती है।

क्रम संख्या	चक्र/मानसिक केन्द्र	रंग जो सोचना है
1	मूलाधार चक्र या शक्ति केन्द्र	लाल
2	स्वादिष्ठान चक्र या तैजस चक्र	नारंगी
3	मणिपुर चक्र	पीला
4	अनाहत चक्र या आनंद केन्द्र	हरा
5	विशुद्धि चक्र / केन्द्र	नीला
6	आज्ञा चक्र या दर्शन केन्द्र	बैंगनी
7	सहस्त्र चक्र या ज्योति केन्द्र	सफेद

स्वयं को सुझाव और संकल्प

स्वयं को सुझाव का अर्थ है— बार—बार अपने आपसे कहना दूसरे घुटने का दर्द समाप्त हो रहा है या मेरा सिरदर्द समाप्त हो गया है। स्वयं को सुझाव से आत्मविश्वास व बीमारी व दर्द सहन करने की क्षमता बढ़ती है। ऐसा करने से शरीर की प्रतिरोधक क्षमता भी बढ़ती है, जिससे बीमारी, मानसिक अस्थिरता व भावात्मक बाधा कम होती है।

संकल्प या मनन का अर्थ है— जीवन के प्रति एक स्वस्थ व आशावादी दृष्टिकोण

रखना। ऐसा तभी कर सकते हैं, यदि आप अपने आप से बार–बार कहें मैं चोरी नहीं करूँगा, मैं सदा सत्य बोलूँगा या मैं कक्षा में प्रथम आऊँगा, आदि। ऐसे संकल्प को बार–बार दोहरा कर आप निराशावादी दृष्टिकोण व मानसिक अस्थिरता से बच सकते हैं। ऐसा करने से धनात्मक द्रष्टिकोण जैसे– सत्यवादिता, भाईचारा, निडरता, सहनशीलता, प्रेम व दया जैसे गुणों को बढ़ा सकते हैं।

मधुमेह के इलाज में ध्यान की भूमिका

- ☞ मणिपुर चक्र पर केंद्रित करने से, जो अग्नाशय का भावात्मक केन्द्र है, यह अग्नाशय को अधिक सक्रिय बनाता है और उसके कार्य को विशेषतः इंसुलीन पैदा करने वाले कार्य को बढ़ाता है। इसके लिए नियमित अभ्यास और ध्यान केंद्रित करने की आवश्यकता है पर इसके परिणाम स्थाई होते हैं।
- ☞ इसी तरह मणिपुर चक्र को पीले रंग का ध्यान करने से जाग्रत करने पर अग्नाशय में लाभदायक कंपन उत्पन्न होते हैं और इसकी कार्य करने की क्षमता बढ़ जाती है।
- ☞ आत्म–निरीक्षण की दशा के समय एक मधुमेह रोगी को अपने आप से बार–बार कहना चाहिए – मेरा मधुमेह नियन्त्रित है और रक्त शर्करा स्तर सामन्य हो गया है या मेरा अग्नाशय अब पूरी तरह सामान्य है और मधुमेह पूरी नियंत्रण में है। इस तरह के कथन से शरीर में मनोवैज्ञानिक परिवर्तन आते, और इंसुलीन के प्रति असंवेदनशीलता में कमी आती है और शरीर इसका अधिक उत्पादन करता है।
- ☞ ध्यान के नियमित अभ्यास से नाड़ी–तंत्र की पेशियाँ मजबूत होती हैं। नाड़ी–तंत्र और इंडोक्राइन तथा प्रतिरोधक क्षमता में वृद्धि होती है। इससे शरीर चुस्त और मजबूत होता है तथा मधुमेह पर नियंत्रण होता है।
- ☞ अलाभकारी विचार व भावनाएँ नियंत्रित करके यह तनाव पर नियंत्रण करता है और इस कारण मधुमेह में भी कमी करता है।

प्राकृतिक चिकित्सा और प्रकृति द्वारा इलाज

प्राकृतिक चिकित्सा और प्रकृति द्वारा इलाज की विधि में निम्न नियमों व प्राकृतिक साधनों का लाभ लेते हैं– धूप, हवा, पानी, और मिट्टी। इनके द्वारा विभिन्न रोगों का इलाज होता है।

प्राकृतिक चिकित्सा का मधुमेह में लाभ उठाने के लिए जल चिकित्सा,

मिट्टी चिकित्सा व मालिश का प्रयोग करते हैं।

जल चिकित्सा – पानी हमारे जीवन के लिए अति आवश्यक है। यह न केवल प्यास बुझाता है बल्कि इसके औषधि, गुण, और खनिज तत्त्व भी बहुत लाभ देते हैं। पानी में ताम्बा, कोयला, गंधक, फास्फोरस, आयोडीन, कैल्शियम व अन्य कई उपयोगी खनिज और रसायन होते हैं।

जल चिकित्सा मधुमेह के इलाज में निम्न लाभ देती है–

- ☞ गरम पानी अग्नाशय के आस–पास जमा खून निकाल देता है और उस जगह रक्त संचार बढ़ाता है।
- ☞ ठण्डे पानी से सूजन कम होती है और पेट के पास की रक्त नलिकाओं को लाभ मिलता है, जिससे रक्त संचार सामान्य होता है।
- ☞ यह अग्नाशय के ढीलेपन को समाप्त कर उसे सक्रिय करता है। जिससे पाचन क्रिया और मेटाबोलिज्म बढ़ता है।
- ☞ जहरीले और बेकार के पदार्थों को, जो अग्नाशय के पास एकत्र हो जाते हैं, पानी द्वारा निकाल दिया जाता है।

मधुमेह चिकित्सा में जल चिकित्सा के विभिन्न प्रकार

गरम सिकाई

एक कपड़े या तीन मीटर लंबी और 30 सेमी. चौड़ी पट्टी को कुछ समय के लिए ठण्डे पानी में रखते हैं। इसको निकाल कर निचोड़ते हैं और नाभि के पास इसको बाँध देते हैं। एक सूखे ऊनी कपड़े या कम्बल को इसके ऊपर लपेट देते हैं, जिससे हवा न जाने पाये और शरीर की गर्मी एकत्र हो। इसको करीब एक घंटे के लिए छोड़ देते हैं और पसीना आने देते हैं। उसके बाद इसे निकाल कर उस जगह को गीले कपड़े से रगड़ते हैं और तौलिए से सुखा देते हैं।

घर्षण द्वारा रगड़ना

रोगी को बैठाकर उसके पैर, टखनों तक एक टब में गरम पानी रखते हैं। चेहरे को ठण्डे पानी से धोकर किसी बर्तन में बरफ का ठंडा पानी लेकर तौलिया डुबाते हैं। शरीर का हर अंग तौलिए से तेजी से रगड़ते हैं। इसके बाद शरीर को दूसरी बड़ी तौलिया से ढककर फिर रगड़ते हैं। इस तरह का सुबह स्नान लेने पर मधुमेह रोगी को बहुत आराम मिलता है।

आल्टरनेट हिप बाथ और रेवल्सिव हिप बाथ

एक विशेष तरह का टब लेते हैं, जिसमें रोगी के बैठने पर उसके कूल्हे व

पेट भीगते हैं। एक टब में गर्म पानी जो 40 से 45 डिग्री सेंटीग्रेड का हो और दूसरे टब में ठंडा पानी जो 10 से 20 डिग्री सेंटीग्रेड का हो, लेते हैं। रोगी को गर्म पानी में 5 मिनट फिर ठण्डे पानी में 3 मिनट रखते हैं। सिर व गर्दन को ठंडा रखना चाहिए। इस इलाज की समाप्ति कूल्हों पर ठण्डे पानी को डालकर करना चाहिए।

भाप से स्नान

जल चिकित्सा में भाप स्नान सबसे महत्त्वपूर्ण है, क्योंकि इसमें पसीने के साथ त्वचा से जहरीले तत्त्व निकाल जाते हैं। यह एक विशेष कमरे में या घर पर कर सकते हैं। घर पर करने के लिए एक बड़ा टब जिसमें घुटनों तक पैर गरम पानी में रखे जा सकें, लेते हैं। इस पानी का तापमान हल्का गरम रखते हैं और रोगी को एक स्टूल पर बैठाकर पैर पानी में डालते हैं। सिर पर एक ठंडा और गीला तौलिया रखते हैं। शरीर को गर्दन तक मोटे कम्बल से ढकते हैं। 15 से 20 मिनट के बाद कम्बल हटाकर ठण्डे पानी से स्नान करते हैं।

मिट्टी से इलाज

पृथ्वी से हमें उर्जा प्राप्ति के लिए भोजन मिलता है, इसी तरह जमीन से मिट्टी लेकर मिट्टी स्नान करके कई रोगों का इलाज और बचाव कर सकते हैं।

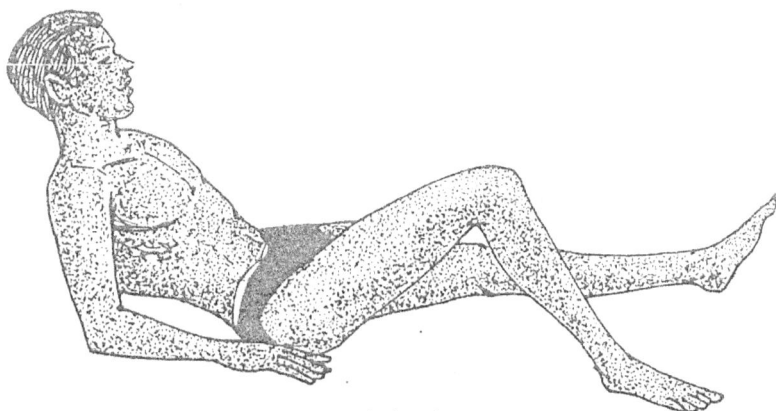

मिट्टी के लेप से इलाज

मधुमेह में मेटाबोलिज्म में कमी के कारण शरीर में कार्बोहाइड्रेट और चीनी एकत्र हो जाते हैं, जो इसका मुख्य कारण है। मिट्टी से इलाज से मेटाबोलिज्म सक्रिय होकर यह पाचन तंत्र और इंडोक्राईन तंत्र में सुधार करता है। इस तरह से शरीर से अशुद्धियाँ और जहरीले तत्त्व निकल जाते हैं।

मिट्टी के प्रयोग की विधि

☞ साधारण उपलब्ध मिट्टी या सफेद मिट्टी का प्रयोग करें। इसे पहले धूप में सुखाएँ। यदि यह चिपचिपी हो तो कुछ बालू मिलाकर इसे महीन करें और छानकर इससे पत्थर धूल और अन्य बेकार चीजें निकाल दें। अधिक अच्छे परिणामों के लिए मिट्टी को रात भर पानी में घोलकर रखें फिर कपड़े से छान कर इसे सुखायें।

☞ मिट्टी का प्रयोग किसी साफ डंडी से करें न कि हाथों से।

☞ गर्मियों में मिट्टी को बरफ के या ठण्डे पानी में घोलें और सर्दियों में हलके गरम पानी में।

☞ गरम मिट्टी का लेप बनाने के लिए पानी उबालकर इसमें मिट्टी मिलाएँ।

☞ मिट्टी घोलकर रात में रखने पर उसे ढककर रखें।

☞ एक बार प्रयोग में आई मिट्टी को दुबारा प्रयोग न करें।

मधुमेह के इलाज में मिट्टी का प्रयोग

मिट्टी का लेप

मिट्टी को गरम पानी में घोलकर एक गाढ़ा पेस्ट बना लें। इस पेस्ट को नाभि के आस—पास पेट के इलाके में लगायें। सामान्यतः यह लेप 1 फिट लंबा, 8 इंच चौड़ा और आधा इंच मोटा होता है, पर मोटे लोगों और बच्चों में यह नाप अलग हो सकती है। लेप लगाने के बाद रोगी को पुराने सूती या ऊनी कपड़े से मौसम के अनुसार ढक देते हैं। रोगी को यह लेप 30 से 90 मिनट तक लगाते हैं और फिर नहलाकर सूखा करते हैं।

यह मिट्टी का लेप खाने से दो घंटे पहले या 3 से 4 घंटे बाद लगाना चाहिए।

मिट्टी स्नान

मिट्टी स्नान के लिए ऐसी जगह से लेनी चाहिए जहाँ धूप आती हो, हवादार हो, रसायनों का या खाद का प्रयोग न हुआ हो और अच्छा पानी मिलता हो। इस मिट्टी को कुछ बालू और पानी के साथ मिलाकर सुबह पूरे शरीर पर लगाते हैं। रोगी को 30 से 40 मिनट तक हलकी धूप में रहना चाहिए, जिससे मिट्टी सूख जाये।

इसके बाद साफ पानी से नहाते हैं। कुछ जगहों पर एक बड़ा टब में मिट्टी होती है और रोगी को गर्दन तक इसके अंदर लेटना होता है। 30 मिनट के बाद उसे निकाल कर नहाना होता है।

मालिश

मालिश बहुत से मर्जों का इलाज और एक तरह की अप्रत्यक्ष कसरत है। यह प्राकृतिक चिकित्सा और आयुर्वेद का अभिन्न भाग है। मालिश से स्नायु तंत्र ठीक होता है और मस्तिष्क सहित यह अच्छी तरह काम करता है। यह शरीर से जहरीले पदार्थ और बेकार के पदार्थों को, फेफड़ों, गुर्दे, गुदा और त्वचा से निकलने का काम तेज करता है। यह रक्त संचार, पाचन और मेटाबोलिज्म को भी बढ़ाता है।

मधुमेह के लिए उपयोगी मालिश

1. गूँधना
2. ताली बजाना
3. कूटना
4. कंपन करना

गूँधना

गूँधना मालिश की एक महत्त्वपूर्ण तकनीक है, जो मधुमेह में लाभकारी है।दोनों हाथों से पेट और नाभि के आस–पास गहरा दबाव डालते हैं। ऐसा 10 से 15 मिनट तक सुबह के समय खाली पेट करते हैं।

ऐसा करने से अग्नाशय व अन्य अंगों का रक्त संचार बढ़ता है और पाचन तथा हजम करने की क्षमता बढ़ती है। नियमित मालिश से अग्नाशय की निष्क्रिय कोशिकाओं को भी सक्रिय करके उनकी मेटाबोलिक गतिविधि बढ़ा सकते हैं।

ताली बजाना

यह एक यकृत और अग्नाशय पर भारी तरह का चलन है। इसमें रोगी को सीधा लिटा कर मालिश करने वाला उसको दाहिनी तरफ से यह मालिश करता है। पेट का उपरी हिस्सा एक कम्बल से ढक देते हैं। प्राकृतिक चिकित्सक पेट को दाहिने हाथ की अंदर की तरफ से पीटता है और अँगुलियों को ढीला रखता है तथा कंधे से शक्ति प्रदान करता है। इस तरह की मालिश से अग्नाशय की सुप्त कोशिकाओं में एक तरह की सक्रियता आती है, जिससे अग्नाशय अधिक इंसुलीन प्रवाहित करता है।

कूटना

यह ताली बजने की तरह होता है, पर इसमें दोनों हाथों को बारी–बारी से पेट पर प्रयोग कराते हैं और कुछ अधिक ताकत लगाते हैं। यह तकनीक केवल किसी अनुभवी प्राकृतिक चिकित्सक द्वारा प्रयोग करनी चाहिए।

कंपन

इसमें एक या दोनों हाथ से पेट पर कंपन करते हैं। अँगुलियों या हथेली की गति से पेट को धीरे–धीरे हिलाते हैं। इससे पेट पर अच्छा असर होता है व पाचक रस तथा हार्मोन अधिक बनते हैं। इसका अन्य रूप में एक हाथ पीठ पर और दूसरा पेट पर रखकर दोनों हाथों को साँस की गति के साथ चलाते हैं।

औषधीय तेल

मधुमेह के इलाज में मालिश के लिए कुछ विशेष तेल प्रयोग करते हैं। इनमें कपास के बीज का तेल, तिल का तेल, अरंडी का तेल, सरसों का तेल, जैतून का तेल और नारियल का तेल प्रमुख हैं। अच्छे परिणामों के लिये इन तेलों में नीलगिरि तेल, कपूर या कस्तूरी मिलाते हैं।

जोजोबा का तेल और अन्य तेल जैसे– देवदार, दालचीनी, अदरक, जीरा, जूनिपर, बेसल, लौंग, अनारदाना, लाल मिर्च, रुचिरा, और राई से मिलाने पर अधिक लाभ होता है।

इन तेलों को हल्का गरम करके पेट पर नाभि के आस–पास लगा कर 15 से 20 मिनट तक छोड़ देते हैं। फिर गरम पानी का स्नान लेते हैं।

मधुमेह का एलोपैथिक इलाज

चार तरह के इलाज के तरीके हैं और रोगी को एक तरीके से दूसरे में अस्थाई या स्थाई रूप से रोग की तीव्रता, दवाओं से लाभ या अन्य कारणों से ले जा सकते हैं।

इस इलाज के चार तरीके हैं–

1. केवल भोजन।
2. भोजन और मौखिक दवाएँ।
3. भोजन और इंसुलीन इंजेक्शन।
4. भोजन, इंसुलीन और मौखिक दवाएँ।

विभिन्न तरह की मधुमेह बीमारी और इलाज

	मधुमेह का प्रकार	इलाज का प्रकार
1.	40 वर्ष से कम के रोगी	भोजन व इंसुलीन
2.	मध्य आयु और मोटे लोग, 40 वर्ष से अधिक	भोजन या भोजन + दवाएँ या भोजन + इंसुलीन
3.	मध्य आयु और 40 वर्ष से अधिक पतले लोग	भोजन + दवा या भोजन + इंसुलीन
4.	गर्भवती महिला	भोजन + इंसुलीन
5.	कीटोसिस, शल्य चिकित्सा, संक्रमण या अनियंत्रित	भोजन + इंसुलीन

मधुमेह रोगियों, जिनमें भोजन के कारण सुधार न हो, उनको दवा भी देनी चाहिए। यह सुधार दो तरह से देखते हैं –

(i) शरीर के वजन में कमी

(ii) रक्त शर्करा स्तर में कमी

दो तरह की दवाएँ ली जा सकती हैं–

☞ मुँह से दवा जो टैबलेट या कैप्सूल हो

☞ इंसुलीन इंजेक्शन

मुँह से लेने वाली दवाएँ

अलग–अलग तरह के रोगियों को मधुमेह की अलग–अलग दशा के अनुसार एक या अधिक टैबलेट और इंसुलीन का इंजेक्शन देते हैं। कई कारणों से रोगी को एक या अधिक दवा लेनी चाहिए। परिवार का डाक्टर या आहार विशेषज्ञ इस बारे में निर्णय लेता है। साधारणतः रोगी, जिन्हें मौखिक दवाओं से लाभ होता है, इस प्रकार है–

☞ मध्य आयु और अधिक आयु वाले टाइप टू मधुमेह रोगी।

☞ जिन लोगों को मधुमेह हुए 5 वर्ष से कम समय हुआ हो।

☞ जो रोग भोजन से नियंत्रण व कसरत से लाभ न ले पाये हों।

☞ जिन रोगियों को भोजन से नियंत्रण व कसरत से लाभ हुआ हो, पर रक्त शर्करा कम न हुई हो।

☞ जिन रोगियों को अनियमित जीवनचर्या के कारण इंजेक्शन देना ठीक न हो।

☞ जिन रोगों को हलकी बीमारी हो, पर देखने में कठिनाई के कारण इंजेक्शन न ले पाते हों।

☞ जिन लोगों को इंसुलीन लेने पर निम्न रक्त शर्करा हो जाती हो।

☞ जिनके रक्त शर्करा में इंसुलीन लेने पर कमी न आती हो।

☞ जो लोग इंसुलीन इंजेक्शन की लागत बर्दाश्त न कर पायें।

☞ जो लोग इंसुलीन इंजेक्शन न लेना चाहते हों।

मौखिक दवाइयों के विशेष गुण

दवा का नाम	ब्रांड	खुराक मिलीग्राम प्रतिदिन	कितनी बार	दवा के विपरीत प्रभाव
1. Glipizide	Glynase	2.5—40	1 से 3	वमन, पेट दर्द व पतली टट्टी
2. Chlorpropamide	Diabenese	100—500	1	त्वचा में चकत्ते, यकृत में समस्या
3. Glibenclamide	Daonil	2.5—15	1 से 2	अल्कोहल से समस्या
4. Gliclazide	Diamicron	80—320	2	वजन बढ़ना
5. Tolbutamide	Rastinon	500—3000	2 से 3	रक्त में सोडियम की कमी
6. Phenformin	DBI	25—100	1 से 4	वमन, स्वाद खराब होना व भूख न लगना
7. Metformin	Glycibhage	500—3000	2 से 3	पतली टट्टी, पेशियों में कमजोरी, रक्त में लैक्टिक असिद की कमी, विटामिन बी12 का नहीं पाया जाना
8. Glimepiride	Amaryl	1—6	1 से 2	यकृत समस्या, चकत्ते होना
9. Repaglinide	Rapilin	.5—16	खाने से पहले	वमन, पतली टट्टी, देखने में समस्या, चकत्ते
10. PioglitaZone	Pioglit	15—30	1	वजन बढ़ना, शरीर फूलना, सिर दर्द, देखने में समस्या, जोड़ों में दर्द, नपुंसकता
11. Rosiglitazone	Result	4—8	1 से 2	वजन बढ़ना, वमन, पतली टट्टी, सिर दर्द, बदन फूलना

याद रखने वाली बातें

☞ इन दवाओं से लाभ 3 से 4 हफ्तों में दिखाई देता है।

☞ जिन लोगों को एक ग्रुप की दवा से लाभ न हो, उन्हें डाक्टर दूसरे ग्रुप की दवा दे सकता है।

☞ कुछ अन्य दवाएँ इन दवाओं के रक्त शर्करा कम करने पर विपरीत प्रभाव डालती हैं। इस लिए साधारण दर्द निवारक दवा लेने से पहले भी रोगी को डाक्टर से सलाह लेना चाहिए।

☞ खाने में ठीक अंतर रखना चाहिए व व्रत उपवास को लम्बे समय तक न करना चाहिए। इससे रक्त शर्करा गिर सकती है।

☞ नियमित रक्त व पेशाब के टेस्ट लेना चाहिए, जिससे इन दवाओं के प्रभाव को मापा जा सके। कभी–भी अल्कोहलिक पेय नहीं लेना चाहिए, विशेषतः जब सल्फोनाइलोरास ले रहे हों।

☞ जिन रोगियों को इन दवाओं के लेने के दौरान गर्भ हो जाए या कोई संक्रमण हो जाए, जिसको आपरेशन कराना हो तो उन्हें तुरंत अपने डाक्टर से सलाह लेनी चाहिए। ऐसी अवस्था उन्हें दवाओं के स्थान पर इंसुलीन इंजेक्शन लेना पड़ सकता है।

☞ दवा सदा खाने से पूर्व या खाने के साथ लेना चाहिए अन्यथा उनका रक्त शर्करा स्तर अचानक गिर सकता है।

इंसुलीन इंजेक्शन

कुछ लोगों में मधुमेह के कारण अग्नाशय में इंसुलीन उत्पादन बहुत कम हो जाता है और उन्हें दवाओं और भोजन से लाभ नहीं हो पाता है। ऐसे लोगों को इंसुलीन इंजेक्शन देना पड़ता है। नीचे दिये गये लोगों में साधारणतः इंसुलीन इंजेक्शन से लाभ पहुँचता है।

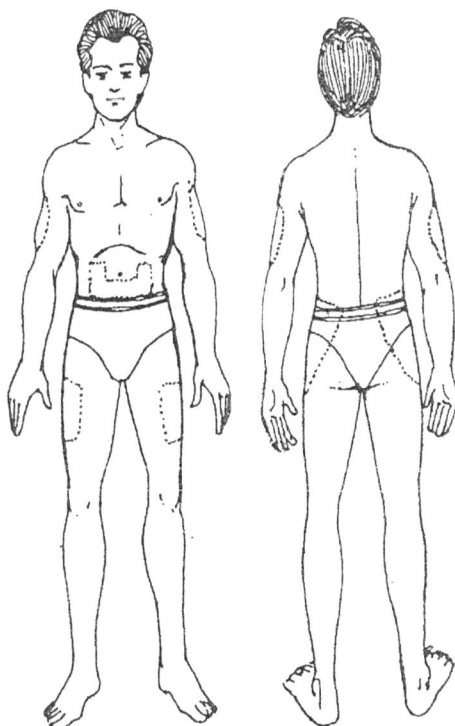

☞ युवा जिनको टाइप वन मधुमेह हो।

☞ जिन लोगों को 15 वर्ष या अधिक समय से मधुमेह हो।

☞ कीटो एसीडोसिस या कोमा वाले मरीजों को।

☞ गर्भधारण वाले रोगियों को।

☞ जिन रोगियों को बड़ा ऑपरेशन करवाना हो।

☞ जिन रोगियों में अन्य संक्रमण जैसे– दस्त या वमन हो।

☞ जिन को दुर्घटना या हृदयाघात हो या स्नायु तंत्र में विकार हो।

☞ जिन लोगों को यकृत की बीमारी, सल्फा एलर्जी, या अग्नाशय की बीमारी हो और मुँह से दवाएँ न दी जा सकें।

☞ जिनका रक्त शर्करा दवा और भोजन से कम न हो रहा हो।

इंसुलीन के प्रकार

इंसुलीन एक तरह का पशु से बना पदार्थ है, जो गाय भैंस और सूअर के अग्नाशय से निकला जाता है और मनुष्य के डी.एन.ए. से मिलाया जाता है।

इंसुलीन का प्रभाव थोड़े समय, मध्यम समय, और लम्बे समय तक इंजेक्शन की शक्ति व मात्रा के अनुसार होता है।

इंसुलीन के इंजेक्शन 20,40,80 और 100 / की मात्रा में आते हैं। मनुष्य का इंसुलीन सूअर के इंसुलीन से जल्दी शोषित होता है और सूअर का गाय के इंसुलीन से जल्दी शोषित होता है। यदि इंसुलीन में जिंक व प्रोटामाइन मिला देते हैं, तो यह इंसुलीन को धीरे–धीरे इंजेक्शन की जगह से भेजता है व इंसुलीन के प्रभाव को बढ़ाता है।

विभिन्न तरह के इंसुलीन व उनके विशेष गुण इस तालिका में दिये गये हैं–

	इंसुलीन का प्रकार	असर होने का समय (मिनट में)	सबसे अधिक असर घंटे के बाद	कुल असर का समय (घंटों में)
1.	थोड़ी देर असर वाले नियमित या सामान्य	15—30	2—5	6—8
2.	थोड़ी देर असर वाले जिंक या सेमी लेंटर इंसुलीन	30—60	6—10	12—16
3.	मध्यम देर तक असर वाले आईसोफेन (एन पी एच)	1—2	4—12	18—22
4.	मध्यम देर तक असर वाले जिंक या लेंटर इंसुलीन	1—3	7—15	18—22
5.	लंबी अवधि वाले इंसुलीन जिंक (अल्ट्रा लेंटे)	3—4	6—16	24—28
6.	लंबी अवधि वाले इंसुलीन जिंक प्रोटामाइन	3—4	10—15	24—36

इंजेक्शन का भण्डारण

इंसुलीन इंजेक्शन को रेफ्रिजरेटर में 40 डिग्री फारेनहाईट तापमान पर रखना चाहिए। धूप सीधे लगने पर इसकी शक्ति कम हो जाती है।

कहाँ पर लगाना है

इंसुलीन इंजेक्शनों को बाँहों, ऊपर की भुजा के अंदरूनी भाग, कमर के नीचे पेट के अंदरूनी भाग, घुटनों के ऊपर जाँघ के सामने या कूल्हों के ऊपरी भाग में लगाना चाहिए। इंजेक्शन की जगह हर बार बदल देनी चाहिए, जिससे एक ही जगह पर इंजेक्शन दुबारा 15–20 दिन बाद लगे।

कैसे लगाना है

1. इंजेक्शन की शीशी को फ्रिज से निकालकर इंसुलीन को दिये गये निशान तक सीरींज में भरें।
2. जिस जगह इंजेक्शन लगना हो उसे रूई से और स्पिरिट, डेटोल या सेवलान लगा कर अच्छी तरह साफ करें और सूखने दें।
3. खाल को उठाकर उस जगह अँगूठे और बायें हाथ की तर्जनी से मांस को उठायें।
4. सुई को उस स्थान पर दायें हाथ से 45 डिग्री पर कोण बनाते हुए अंदर डालें।
5. सीरिंज की प्लंजर को थोड़ा खींचे जिससे पता चले कि सूई रक्त नलिका पर नहीं है।
6. प्लंजर को नीचे दबाएँ और दवा को खाल और मांस के बीच डालें।
7. सूई निकालकर उस जगह को रूई से मालिश करें।

इंसुलीन इंजेक्शन से जुड़ी समस्याएँ

इंसुलीन इंजेक्शन के प्रयोग से कुछ दुष्प्रभाव भी पाये जाते हैं जो निम्न हैं–

- ☞ यदि रोगी ठीक समय पर और उचित मात्रा में भोजन नहीं लेता है तो निम्न रक्त शर्करा स्तर कभी–कभी एकदम से हो जाता है।
- ☞ कुछ रोगियों में जिनका इंसुलीन की खुराक से रक्त शर्करा नियमित हो गयी थी, कभी–कभी यह एकदम बढ़ जाती है।
- ☞ प्रारम्भ में कभी–कभी पैरों में सूजन भी आ जाती है।
- ☞ कुछ रोगियों में इंसुलीन अप्रभावी हो जाता है, जब उन्हें कीटो

एसीडोसिस या संक्रमण हो। कभी–कभी दवा की अधिक खुराक लेने पर भी रक्त शर्करा स्तर में कमी नहीं आती है। यह अस्थाई या स्थाई तौर पर हो सकता है।

- खुजली या त्वचा में चकत्ते भी इंजेक्शन की जगह पर आ सकते हैं।
- इंजेक्शन की जगह व आस–पास मांस की कमी हो सकती है।
- यदि धुंधला दिखाई देता हो तो इलाज के बाद यह और खराब हो सकता है।
- कुछ रोगी अधिक भूख, अधिक वजन इंजेक्शन लेने के बाद भी प्राप्त कर लेते हैं।

याद रखने योग्य बातें

- बहुत वृद्ध, बिस्तर पर पड़े हुए, दृष्टिहीन, मानसिक बीमार, जिनका हाथ कांपता हो, को छोड़कर अन्य लोगों को अपने आप इंजेक्शन लगाना आना चाहिए। यह उन्हें आत्मनिर्भर बनाता है व समय पर दवा लेना सुनिश्चित करता है।
- इंजेक्शन भोजन से कुछ मिनट पहले लेना चाहिए।
- इंजेक्शन कभी भी दाग वाले स्थान के पास नहीं लेना चाहिए, वहाँ दवा का शोषण कम होता है।
- संक्रमण जैसे– जुखाम, बुखार फफोलों आदि में दवा की अधिक मात्रा लेनी हो सकती है।
- गुर्दे की बीमारी वाले रोगियों में इंसुलीन का प्रभाव अधिक देर तक रह सकता है।
- जब तक दवा की सही मात्रा नहीं निकल आती है, प्रारम्भ में रक्त शर्करा स्तर को दिन में 4 बार तक देखना पड़ सकता है, अर्थात् खाने से पूर्व और सोने के समय।
- किसी मानसिक दबाव की स्थित में दवा की मात्रा बढ़ानी पड़ सकती है।
- धावकों में जाँघ व बाँहों में इंजेक्शन नहीं देना चाहिए क्योंकि इनके अधिक प्रयोग से इंसुलीन जल्दी–जल्दी शोषित हो जाने की संभावना होती है।

दवाओं व इंसुलीन इंजेक्शन से इलाज का एक तुलनात्मक अध्ययन नीचे दिया गया है।

	दवा से इलाज	इंसुलीन इंजेक्शन से इलाज
1.	मरीज जल्दी स्वीकारता है।	कभी–कभी नही स्वीकारता है।
2.	रोगी अपने आप इलाज कर सकता है।	प्रारंभिक दिनों में डाक्टर की देखभाल आवश्यक है।
3.	आसानी से ली जा सकती है।	यह दर्द करता है व सावधानी की आवश्यकता होती है।
4.	कोई दुष्प्रभाव नहीं दिखता।	दुष्प्रभाव हो सकता है।
5.	दवा का प्रभाव मुख्यतः यकृत पर होता है।	प्रभाव मुख्यतः पेशियों व तंतुओं पर होता है।
6.	कम रक्त शर्करा की कम संभावना व कम आयाम।	अधिक संभावना व अधिक आयाम।
7.	कोई एक जगह पर प्रतिक्रिया नहीं	इंजेक्शन की जगह पर प्रतिक्रया।
8.	दवा की अन्तर्क्रिया होती है।	दवा की अन्तर्क्रिया नहीं।
9.	खराब प्रतिक्रिया व दुष्प्रभाव हो सकते हैं।	बहुत कम संभावना।
10.	दवा की मात्रा परिवर्तनीय नहीं।	दवा की मात्रा परिवर्तनीय।
11.	गर्भ के समय प्रयोग नहीं हो सकता।	गर्भ के समय प्रयोग हो सकता है।
12.	यकृत या गुर्दे की बीमारी होने पर प्रयोग नहीं।	प्रयोग हो सकता है।
13.	टाइप वन के रोगी के लिए उपयोगी नहीं।	टाइप वन के रोगी में उपयोगी है
14.	संक्रमण या ऑपरेशन के समय उपयोगी नहीं।	उपयोगी है।
15.	कुपोषण के रोगी में उपयोगी नहीं।	प्रयोग कर सकते हैं।
16.	बहुत अधिक या अनियंत्रित बीमारी में उपयोगी नहीं।	बहुत अधिक या अनियंत्रित बीमारी में उपयोगी।
17.	दीर्घ अवधि के यकृत व ह्रदय पर कुप्रभाव।	ऐसा नहीं होता।

मधुमेह का आयुर्वेदिक इलाज

आयुर्वेद में मधुमेह का इलाज केवल दवा,कसरत या भोजन से नहीं वरन् अन्य कई तरह से भी होता है। इसमें मर्ज को नये नजरिये से देखते हैं। आयुर्वेद के

अनुसार रोग सदा दोष के असंतुलन–किसी दोष के बढ़ने व किसी के कम होने से होता है। मधुमेह को वात् दोष बढ़ने के कारण मानते हैं। कुछ रोगियों में यह पित्त या कफ दोष के बढ़ने से भी हो सकता है। अतः आयुर्वेद इन तीनों दोषों में संतुलन लाकर रोग को दूर करता है। इलाज को 3 भागों में बाँट सकते हैं–

प्राथमिक इलाज – इसका उद्देश्य तीनों दोषों में संतुलन लाना है।यह इलाज रोगी के खानपान पर निर्भर करता है। यह देखते हैं कि रोगी को कुपोषण है या मोटा है या आवश्यकता से अधिक खाने वाला है। मोटे व्यक्ति को निम्न इलाज देते हैं –

शेहना या तैलीय वस्तुओं का सेवन – रोगी को सबसे पहले सरसों का तेल या नीम का तेल पिलाते हैं। इसकी मात्रा रोगी की पाचन शक्ति पर निर्भर करती है। कमजोर पाचन शक्ति वाले लोगों को केवल एक दिन, मध्यम पाचन शक्ति वालों को 2 से 3 दिन, और मजबूत पाचन शक्ति वालों को 5–7 दिनों तक तेल पिलाते हैं। चरक संहिता जिसे आयुर्वेद का 'बाइबल' कहते हैं, के अनुसार इस प्रक्रिया से शरीर से वात् दोष समाप्त हो जाता है।

वमन या प्रेरित उलटी करना – मोटे लोगों को कुछ दवाएँ देकर वमन के लिए प्रेरित करते हैं। यह शरीर से कफ दोष दूर करने के लिए करते हैं। यह शरीर की शुद्धता के लिए पाँच तरीकों, जिन्हे 'पंचकर्म' कहते हैं, उनमें से यह एक तरीका है।

विरेचन या प्रेरित दस्त – कुछ दवाएँ देकर दस्त के लिए प्रेरित करते हैं। यह शरीर से पित्त दोष दूर करने के लिए करते हैं। यह शरीर की शुद्धता के लिए एक तरीका है।

समसर्जन या भोजन को विधिवत् करना – मोटे लोगों को हल्की खुराक जिसमें अर्द्ध ठोस खुराक जैसे– उबला चावल, दलिया हो, से प्रारम्भ करते हैं और फिर दाल जिसमें कम कार्बोहाइड्रेट व वसा हो, देते हैं। यह सारी क्रिया एक योग्य आयुर्वेदिक चिकित्सक की देख–रेख में करते हैं।

एक कुपोषित मधुमेह रोगी में इलाज का उद्देश्य शरीर में मौजूद दोषों को समाप्त करना है। इसके लिए निम्न तरीके अपनाते हैं –

रोगी को निम्न पदार्थ लेने को कहते हैं –

☞ पानी में उबला जौ

☞ मुर्गे या मोर का सूप

☞ पानी वाली दाल जैसे– मूँग दाल

- ☞ करेला उबाल कर उसका सूप
- ☞ जामुन उबाल कर उसका सूप
- ☞ हल्दी, देवधर, त्रिफला, नागरमोथा, बराबर मात्रा में लेकर चूर्ण बनाकर उसका काढ़ा
- ☞ आमला व हल्दी का रस
- ☞ औषधीय घी–शाल्मली घृत

पौष्टिक भोजन – प्रोटीन से भरपूर जल्दी हजम होने वाला भोजन जिसमें कम वसा व कम कार्बोहाइड्रेट हो।

भूख बढ़ाने वाला व पौष्टिकता बढ़ाने वाली दवाएँ – कुछ दवाएँ जैसे– देव दारिश्ता और चन्दन आसव से भूख बढ़ती है व पौष्टिकता भी सुधरती है।

विशेष इलाज – शरीर में रोग को नियंत्रित करने के लिए कुछ आतंरिक व वाह्य तरीके अपनाते हैं।

वाह्य इलाज

औषधीय तेलों से मालिश – कई रोगियों को प्रतिदिन औषधीय तेलों जिनमें त्रिफला, दारूहल्दी, जौ, आमला, या मेहमिहिर तेल, प्रमेहमिहिर तेल हो, से मालिश से लाभ मिलता है।

शरीर पर लेप - खस, दालचीनी, छोटी इलायची, अगरू, चन्दन को पीस कर इसका गाढ़ा लेप पूरे शरीर पर लगाते हैं।

सूर्य स्नान – सुबह–सुबह सूर्य स्नान से बहुत लाभ मिलता है।

तैरना व घुड़सवारी – तैरना व घुड़सवारी जैसी कसरत से बहुत लाभ होता है।

योगासन – रोग की शुरुआत में कुछ आसनों से बहुत लाभ मिलता है यह आसन सूर्योदय से पूर्व करने मलाशय व मूत्राशय को खाली करने के बाद 30–60 मिनट तक करने की सलाह दी जाती है। इनमें मुख्य आसन हैं– सर्वांग आसन, पश्चिमोत्तासन, धनुरासन, मयूरासन, भुजंगासन, उद्दियनबंध व नौली क्रिया।

आतंरिक इलाज

आतंरिक इलाज में आयुर्वेदिक दवाओं जो टैबलेट (वटी,रस), चूरन, भस्म (भारी धातु का चूर्ण), द्रव (आसव, अरिष्ट) अर्क (टिंक्चर) काढ़ा, अवलेह (लेप) और औषधीय तेल हो सकते हैं।

चरक संहिता के अनुसार निम्न दवाओं का प्रयोग मधुमेह के इलाज में करते हैं –

- ☞ वासंत कुसुम्कारा रस 5 ग्राम से 1 ग्राम को हरिद्रा अमालकी चूर्ण के साथ दिन में दो बार देने से अग्नाशय के कार्य में सुधार होता है और कमजोरी और दुर्बलता में सुधार होता है।
- ☞ बृहत वन्गेश्वर रस 125–240 मिलीग्राम, और साथ में विजयसर का काढ़ा देने से रक्त शर्करा स्तर में कमी होती है।
- ☞ इन्द्रावती 1–2 टैबलेट प्रति दिन लेने से लाभ होता है।
- ☞ चंद्रप्रभा वटी 2–4 टैबलेट दो बार दिन में दूध के साथ
- ☞ शतावर रस बराबर मात्रा में दूध के साथ
- ☞ मेह्कलानल रस 240 मिलीग्राम हर सुबह दूध के साथ
- ☞ हेमनाथ रस 200–250 मिलीग्राम दो या तीन बार रोज
- ☞ वसंत तिलक रस 200–250 मिलीग्राम दो या तीन बार रोज
- ☞ सप्त रंज्ञादी वटी 1–2 टैबलेट दो या तीन बार रोज
- ☞ मेह मुदकर वटी 1 टैबलेट एक या दो बार रोज
- ☞ वेद विद्या वटी 1 टैबलेट एक या दो बार रोज,आमला रस के साथ
- ☞ मेह केसरी रस 1 टैबलेट एक बार रोज, दूध व चावल के साथ
- ☞ सर्वेश्वर रस 1 टैबलेट एक बार रोज
- ☞ शिलाजीत का शुद्ध रूप जो शिलाजीत वटी 250–500 मिलीग्राम रोज, कई भागों में बाँट कर। यह एक आश्चर्यजनक दवा है, जो सभी दोषों को दूर करती है व मधुमेह का प्रारंभिक अवस्था में इलाज करती है।
- ☞ स्वर्णमाक्षिक भस्म 120–250 मिलीग्राम रोज दो बार

जो औषधीय पौधे व सार तत्त्व मधुमेह के इलाज में लाभकारी होते हैं, निम्न हैं –

- ☞ जामुन के बीज के कोमल भाग का चूर्ण,यदि 15 से 45 ग्राम दिन में दो या तीन बार पानी के साथ लिया जाए।
- ☞ 60 मिलीग्राम जामुन के बीज को 300 मिलीलीटर पानी में 30 मिनट तक उबाल कर उसे छानकर रस को तीन भागों में बाँटकर एक भाग रोज लेना है। इससे रक्त शर्करा कम होती है।

- ☞ करेला का रस व पत्तियों का रस, 25 से 100 ग्राम एक या दो बार खाली पेट लेना।
- ☞ त्रिकोल की पत्तियों को चूरा करके 3–6 ग्राम रोज पानी के साथ या इसका 15 मिलीलीटर रस रोज दो बार लेना।
- ☞ कैथ पौधे को चूर्ण करके 3 ग्राम चूर्ण या 15 मिलीलीटर टिंक्चर को 1 या 2 बार रोज।
- ☞ कट्टकरंज के बीज व फूल के कोमल भाग को चूर्ण करके सीधे लेते हैं या इसके पेस्ट को मधुमेह के कारण होने वाले त्वचा रोग में त्वचा पर लगाते हैं।
- ☞ अन्य पौधे जिन्हें चूर्ण, काढ़ा या रस के रूप में ले सकते हैं – तुवरक, सीताफल, हरीद्की, आमला, गुडुची, कुष्ट, नीम पत्ती, ड्रूम स्टिक, पटोला या बिल्व फल–फूल और तना और फल, पत्ती।

कुछ पेटेंट दवाएँ जो ऊपर दी गयी दवाओं से बनी हैं –

जे के –22, हिप्नोइड, जम्बोलिन, डायाबेकन, मधुमेहरी मधुमेहर योग

समस्यायों का आयुर्वेदिक इलाज – समस्याओं का सबसे अच्छा इलाज रोग को नियंत्रित करना है।

गुर्दे की समस्या व उच्च रक्तचाप – कुछ आयुर्वेदिक दवाएँ ऊपर दी गयी समस्यायों से निपटने के लिए उपयोगी हैं।सफेद पुनर्व पौधे की जड़ का रस, सफेद पर्पटी पुनर्नव मंडूर, चन्द्र प्रभा वटी, कटा करंज के बीज का कोमल भाग ऐसी दवाएँ हैं।

नस की बीमारी के लिए दवाएँ हैं –

- ☞ ज्योतिष्मती का चूर्ण
- ☞ नीली का चूर्ण
- ☞ नीम या पलास की पत्तियों का रस
- ☞ सप्त पर्निमोल

शुद्ध शिलाजीत व शार्पुनका जड़ – दोनों को दस ग्राम मिलाकर 250 मिलीग्राम की टैबलेट बनाकर 1–2 टैबलेट प्रतिदिन दो या तीन बार त्रिफला रस के साथ लेना है।

मधुमेह के कारण कोमा

इसका प्रबंधन इस तरह करते हैं –

- नौसादर + लाइम + कपूर का नसवार नाक के अंदर तुरंत देना है। इससे रोगी होश में आ जाता है।
- बेल और नीम पत्ती का रस बराबर मात्रा में माथे और सिर पर डालते हैं। इस क्रिया को शिरोधारा कहते हैं।
- शरीर पर हेमानाशू तेल लगाते हैं व 1000 बार धुला हुआ घी।
- मूर्छान्तक रस, योगेन्दर रस, चंद्रकांत रस, बृहत कस्तूरी, भैरव रस, दशमूल काढ़ा या अरिष्ट, गुग्गल, बाला, रसना आदि दवाएँ मुँह से देते हैं।

हृदय रोग

- हरीतकी चूर्ण + नीम की पत्ती का चूर्ण + छिला हुआ लहसुन बराबर मात्रा में 15 ग्राम पलाश के टिंक्चर में मिलाकर दिन में 4 बार लेना है।
- वसा की पत्ती व गिलोय के तने का रस प्रतिदिन 25 मिलीलीटर लेना है।
- 100 मिलीग्राम लहसुन व प्याज का प्रतिदिन प्रयोग करने से रक्त में कोलेस्ट्राल कम होता है।

आँख की बीमारी

- त्रिफला के पानी से आँख साफ करें।
- त्रिफला चूर्ण व सफेद पुनार्वा की जड़ को पानी के साथ लें।

गैंगरीन

- पैरों को नीम के काढ़े से धोकर नीम का तेल नियमित लगायें।
- नीम की पत्ती का रस, सरपंखा, पुनर्नावादी और त्रिफला का पेस्ट, जत्यादी का तेल प्रमेह मिहिर तेल, किसी एक को पैर पर लगायें।
- पलाश को नीम के रस में मिलाकर टिंक्चर बनायें और पैर पर लगायें।

रक्तमणि

- नीम की पत्तियों का पेस्ट, कटकरंज के फूल बीजों के कोमल भाग का पेस्ट लगायें।
- श्रेष्टादि वटी की एक या दो टैबलेट रोज दो या तीन बार या कुटकी और चिरियाता पाउडर को पानी में घोलकर, छानकर दो बार रोज पियें।

खानपान में परिवर्तन

मधुमेह रोगी यदि मोटे हैं तो उन्हें कम कैलोरी वाला वसा मुक्त भोजन लेना चाहिए। यदि रोगी कुपोषित हैं तो प्रोटीन वाला, मध्यम कैलोरी,और वसा मुक्त भोजन लें। वात् कफ और पित्त दोषों को ध्यान में रखकर कुछ चीजें नहीं लेनी चाहिए क्योंकि ये एक या अधिक दोष बढ़ा देती हैं।

जो खाद्य पदार्थ लेने हैं-

- ☞ अन्न – बिना पोलिश वाला चावल, जौ तथा सभी दालें
- ☞ सब्जी – टिंडा, कद्दू, हरी पत्ते वाली सब्जियाँ, मटर, टमाटर, मूली पत्ता, घिया, तुरई, परवल, शलगम की पत्ती
- ☞ फल – जामुन, संतरा, सेव, अनार
- ☞ मांस – कबूतर, खरगोश, हिरन, बत्तख, तोता और मुर्गा

जो खाद्य पदार्थ नहीं लेने हैं -

- ☞ अन्न – पालिश वाला चावल, गेंहूँ, ज्वार, मूँग, उडद, मसूर, चना, लुबिया
- ☞ सब्जी – गाजर, चुकंदर, आलू, शक्कर कंद, मूली, गोभी, शलगम
- ☞ फल – अंगूर, आम, खरबूजा, नाशपाती
- ☞ मेवा और बादाम
- ☞ तेल और घी
- ☞ फुल क्रीम दूध और दूध उत्पाद
- ☞ मिठाईयाँ
- ☞ जूस और सिरप
- ☞ अल्कोहल, सिरका

मधुमेह के इलाज में घरेलू दवाएँ

- ☞ 10 ग्राम मेथी बीज, 10 ग्राम सूखा करेला के साथ पाउडर बनायें। सुबह खाली पेट पानी के साथ एक चम्मच लें।
- ☞ कुछ कच्चे केलों के टुकड़ों को सुखा लें और महीन पीस ले। इसका एक चम्मच शुद्ध गाय के दूध के साथ प्रतिदिन लें।
- ☞ एक कप गाजर का रस, आधा कप पालक रस, आधा चम्मच पिसा जीरा, थोड़ा नमक के साथ प्रतिदिन पियें।

☞ मध्यम आकार की मूली का रस रोज दोपहर खाने के बाद लें।

☞ सुबह चार या पाँच कोमल नीम की पत्ती चबायें।

☞ चार या पाँच जामुन की पत्ती सेंधा नमक के साथ सुबह–सुबह चबायें।

☞ गुलमोहर पेड़ की टहनी को एक लीटर पानी में डुबाकर रखें, एक कप पानी रोज निकाल कर पियें।

☞ 100 ग्राम जामुन के बीज और चार पाँच आँवला मिलाकर चूरन बनायें। एक चम्मच चूरन को पानी के साथ खाली पेट लें।

☞ बेल के पेड़ की जड़ सुखाकर पाउडर बनाये व इसका एक चम्मच बेलपत्ती के रस के आधे चम्मच के साथ लें।

☞ 20 ग्राम पपीता, 5 ग्राम कत्था, 1 कटी हुई सुपारी लेकर आधे लीटर पानी में डालकर उबाले और काढ़ा बनाये। इसको रोज खाने के बाद लें।

चुम्बकीय चिकित्सा

चुम्बकीय चिकित्सा इलाज की एक शाखा है, जिसमें रोगी के शरीर पर चुम्बक लगाकर इलाज करते हैं। यह सबसे आसान, सबसे सस्ती, बिना दर्द की और बिना किसी दुष्प्रभाव वाली चिकित्सा है।

मधुमेह का चुम्बकीय चिकित्सा से इलाज

मधुमेह का नियंत्रण और इलाज चुम्बकीय चिकित्सा द्वारा नीचे लिखे तरीकों से कर सकते हैं –

☞ उच्च शक्ति वाले लौह चुम्बक के उत्तर ध्रुव को दाहिनी हथेली और दक्षिण ध्रुव को बायीं हथेली के नीचे दस मिनट तक रोज दो बार रखते हैं।

☞ यदि इस तरीके से 2–3 सप्ताह में रक्त शर्करा का स्तर नियंत्रित नहीं होता है तो इस चुम्बक के उत्तर ध्रुव को सीधे अग्नाशय के नीचे और दक्षिण ध्रुव को पीठ पर इसके ठीक सामने रोज दो बार 5–10 मिनट तक रखना चाहिए।

☞ अनियंत्रित और पुरानी मधुमेह में लौह चुम्बक के साथ इलेक्ट्रो मैग्नेट का प्रयोग अग्नाशय के बराबर रोज 5–10 मिनट तक करते हैं।

☞ विशेष तरह की पेट पर बाँधने वाली बेल्ट को नये रोगियों में प्रयोग कर सकते हैं। यह बेल्ट पेट और पीठ को चुम्बकों से ढकती है जो

सीधे अग्नाशय के संपर्क में आते हैं। यह बेल्ट रोज दो बार 30–60 मिनट तक प्रयोग करते हैं।

☞ पानी को उत्तर और दक्षिण ध्रुव के बीच रखकर चुम्बकत्त्व देते हैं और इसे दिन में 3–4 बार 2–3 ऑउंस तक लेते हैं। बच्चों में यह मात्रा कम रखते हैं। इस जल से पाचन और मेटाबोलिक तंत्र मजबूत होता है।

इस चिकित्सा के कुप्रभाव

इस चिकित्सा के कुप्रभाव बहुत कम होते हैं पर उच्च शक्ति वाले इलेक्ट्रोमैग्नेट के प्रयोग में कुछ प्रभाव इस प्रकार पाये गये हैं –

हाथ पैर में हलकी झनझनाहट, शरीर में गर्मी लगना, सिर का भारी होना, जीभ सूखना अधिक पेशाब लगना, हल्का चक्कर आना और चुम्बक के संपर्क वाले अंगों में पसीना आना।

सावधानियाँ

☞ चुम्बकीय चिकित्सा का आदर्श समय सुबह खाली पेट और स्नान के बाद है।

☞ उच्च शक्ति वाले चुम्बक लगाने के बाद कम से कम एक घंटा कुछ न खाएँ या ठंडा न पियें।

☞ चुम्बक चिकित्सा से शरीर में गरमी आती है इसलिए इसके एक घंटे बाद तक न नहाएँ।

☞ उच्च शक्ति या मध्यम शक्ति वाले चुम्बक खाने के बाद प्रयोग करने से जी मिचला सकता है।

☞ गर्भवती महिलाओं, बहुत कमजोर महिलाओं और बच्चों को उच्च शक्ति चुम्बक प्रयोग नहीं करना चाहिए।

☞ उच्च शक्ति चुम्बक का प्रयोग शरीर के नाजुक अंगों जैसे– आँख, सिर और हृदय के पास न करें।

☞ घड़ी को चुम्बक के संपर्क में न आने दें।

☞ उच्च शक्ति चुम्बक लम्बे समय तक लगाने से सिर में भारीपन, चक्कर, जम्हाई या झुनझुनाहट हो सकती है। ऐसे में चुम्बक का प्रयोग बंद कर आराम करना चाहिए।

☞ उच्च शक्ति चुम्बक के उत्तर और दक्षिण ध्रुव को पास नहीं लाना चाहिए क्योंकि ये आपस में बहुत शक्ति से चिपकते हैं।

- ☞ जब चुम्बक का प्रयोग न हो रहा हो तो इन्हें एक कीपर के साथ रखना चाहिए जिससे इनका चुम्बकत्व बर्बाद न हो और समाप्त न हो।
- ☞ यदि हाथों में सोने या चांदी की अँगूठी है तो उसे डाले रहें पर लोहे की निकाल दें।
- ☞ उच्च शक्ति चुम्बक के प्रयोग के समय लकड़ी के स्टूल या कुर्सी पर बैठकर पैरों के नीचे भी लकड़ी का स्टैंड रखना चाहिए।

एक्यूप्रेशर व रेफ्लेक्सोलाजी

यह मानते हैं कि हमारे शरीर में जैविक ऊर्जा या जैविक विद्युत गतिविधि की उपस्थिति से हम चलते फिरते, साँस लेते, खाते और सोचते है। इस ऊर्जा को भारत में "प्राण" या "चेतना" कहते है, जबकि चीनी इसको "ची" जो दो तरह की ऊर्जा, धनात्मक उर्जा यांग और ऋणात्मक उर्जा यिन को मिलकर बनती है।यह शक्ति या जैविक उर्जा कुछ निश्चित रास्तों से निकलती है, जिन्हें मेरिडियन या जिंग कहते हैं।

शरीर में 14 मेरिडियन होते हैं जिसमें से 12 जोड़ों में शरीर के दोनों तरफ रहते हैं और बाकी दो अकेले सामने और पीछे की तरफ होते है। 12 जोड़े मेरिडियन में 6 यिन मेरिडियन होते हैं जो पैर के अँगूठे से शरीर के मध्य भाग, अँगुलियाँ और सिर तक जाते हैं, जबकि 6 यांग मेरिडियन होते हैं। इन मेरिडियन से जैविक विद्युत बहती है, जो शरीर के अंगों और तंत्रों को जोड़ती है। मेरीडियन का एक सिरा हाथ में, पैर में या चेहरे में और दूसरा सिरा किसी अंग में जाता है, इसलिए यदि हाथ या पैर के निश्चित बिंदु पर दबाव डालें तो इससे किसी दूर के अंग पर प्रभाव पड़ता है।

14 मेरिडियन में बड़ी आँत मेरिडियन, पेट मेरिडियन, छोटी आँत मेरिडियन, मूत्राशय मेरिडियन, तीन गरम रखने वाले मेरिडियन, पित्ताशय मेरिडियन, फेफड़ा मेरिडियन, तिल्ली मेरिडियन, गुर्दा मेरिडियन, ह्रदय मेरिडियन, ह्रदय की गति मेरिडियन, यकृत मेरिडियन, गर्भाधान मेरिडियन को नियंत्रित करने वाले मेरिडियन हैं।

इन 14 मुख्य मेरिडियन के सहायक मेरिडियन भी होते हैं। यदि जैविक ऊर्जा का बहाव किसी मेरिडियन में ठीक तरह से नहीं है तो इसे मेरिडियन के किसी बिंदु पर दबाव डालकर ठीक किया जा सकता है।इस तरह उस अंग में रोग को समाप्त कर सकते हैं और दर्द कम कर सकते हैं।

किसी शरीर के बिंदु पर दर्द यह संकेत करता है कि शरीर के सम्बन्धित अंग में या तंत्र में कोई गड़बड़ी है, यदि उस बिंदु पर ठीक तरह से दबाव डालें तो रोग को कम कर सकते हैं।

एक्यूप्रेशर के प्रभाव

- ☞ यह कई तरह के दर्द जैसे– जोड़ों में दर्द, सिर दर्द, पीठ का दर्द, दाँत में दर्द या मोच से दर्द को कम करता है।
- ☞ यह एक आरामदायक प्रभाव मस्तिष्क पर डालता है. यदि एक्यूप्रेशर के समय ई ई जी लिया जाता है तो यह डेल्टा और थीटा लहरों में कमी दिखाता है।
- ☞ यह शरीर की प्राकृतिक प्रतिरोधक क्षमता को बढ़ाता है जिससे साँस की गति, हृदय की गति, रक्तचाप, शरीर का तापमान व मेटाबोलिज्म सामान्य हो जाते हैं। लाल व सफेद रक्त कोशिकाएँ भी अधिक बनती हैं और गामा ग्लोबुलिंस, कोलेस्ट्रॉल व ट्राईग्लीसेराइड भी कम होते हैं।
- ☞ मानसिक अवसाद, चिंता, तनाव भी एक्यूप्रेशर के मस्तिष्क पर प्रभाव से नियंत्रित होते हैं।
- ☞ पेशियाँ व जोड़ भी एक्यूप्रेशर से मजबूत होते हैं, जो पोलियो, फालिज व दूसरे स्नायु तंत्र के विकार के निदान में सहायक होता है।

एक्यूप्रेशर से लाभ

- ☞ यह एक आसान एवं प्रभावी इलाज का तरीका है।
- ☞ यह घर के अंदर एकान्त में किया जा सकता है।
- ☞ यह जितना संभव हो,उतनी बार किया जा सकता है।
- ☞ किसी भी खर्च की आवश्यकता नहीं होती है।
- ☞ इस इलाज के कोई दुष्प्रभाव नहीं होते हैं।
- ☞ व्यक्ति अपने स्वास्थ्य की देखभाल स्वयं करता है।
- ☞ कुछ मामलों में डॉक्टर के आने तक या रोगी को अस्पताल में भर्ती कराने तक इसे प्राथमिक उपचार के तौर पर प्रयोग कर सकते हैं।
- ☞ इससे बीमारी दुबारा होने की संभावना नहीं होती।
- ☞ यदि इसे दूसरे इलाज के साथ किया जाये तो अधिक जल्दी आराम मिलता है।
- ☞ यह सभी अंगों व तंत्रों की क्षमता बढ़ाता है और जोड़ों व पेशियों को मजबूत करता है।
- ☞ बड़ी बीमारियों में यह बीमारी से होने वाली तकलीफ कम करता है।

☞ यह स्पर्श से होने वाले लाभ व निदान को सिद्ध करता है व डॉक्टर तथा रोगी के बीच सामंजस्य बढ़ाता है।

रेफ्लेक्सोलाजी या जोन थैरेपी

रेफ्लेक्सोलाजी में मालिस को हाथ व पैर के कुछ विशेष रिफ्लेक्स स्थानों पर देने को कहते हैं। हमारा शरीर 10 लम्बवत् जोंस में बँटा है। यदि शरीर के मध्य से एक सीधी रेखा डालते हैं तो इस रेखा के दोनों तरफ पूरे शरीर को 5–5 भागों में बाँट सकते हैं। जोन 1 अँगूठे से प्रारम्भ हो कर, हाथों, दिमाग और पैर के अँगूठे तक जाता है। जोन 2 दूसरी अँगुली से प्रारम्भ हो कर, हाथ, दिमाग होते हुए पैर के अँगूठे तक जाता है। इसी तरह अन्य जोन भी शरीर में बराबर चौड़ाई के सामने से पीछे तक जाते हैं।

यह शरीर के अनुभागों में होते हैं न कि एक्यूपंक्चर मेरीडियन की साफ रेखाओं की तरह। प्रत्येक जोन की लाइन अँगुलिओं के जाल से पैर के अँगूठे के जाल तक होती है। शरीर के जो भी अंग एक जोन के अंदर आते हैं वे सभी अंग एक दूसरे से ऊर्जा के प्रवाह से जुड़े होते हैं और एक दूसरे को प्रभावित करते हैं। इलाज के लिए एक जोन में जिन अंगों तक पहुँच सकते हैं उन पर दबाव डालते हैं। दबाव डालने के लिए कपड़े की नोक, धातु के कंघे, एलास्टिक बैंड, धातु के नोक का प्रयोग हाथों व अँगुलिओं, पैर के अँगूठे, टखना, कलाई, कंधा या घुटने पर करते हैं। दबाव 2 से 20 पाउंड का 30 सेकंड से 5 मिनट तक डालते हैं।

हाथों व पैर के रिफ्लेक्स इलाके आड़ा जोंस में बाँटे गये हैं। जोन 1 में कंधे की मेखला से ऊपर के सभी भाग आते हैं.जोन 2 में कंधे की मेखला से कलाई तक का हिस्सा आता है। जोन 3 में कमर से नीचे का हिस्सा आता है।

रेफ्लेक्सोलोजी की तकनीक – अँगूठे को मोड़कर इसके किनारों व छोर को शरीर के हाथ या पैर जिसका इलाज करना हो, उसमें दबाते हैं। हाथ की बाकी अँगुलियाँ पैर पर आराम से रखते हैं। कुछ मेरीडियन जो पैर के तलवे में होते हैं, उनकी मालिस यदि ऊर्जा की बहाव की दिशा में करें तो उस अंग विशेष को लाभ होता है। उलटी दिशा में मालिस से आराम का अनुभव होता है।

मधुमेह के इलाज में उपयोगी एक्यूप्रेशर बिंदु

कुछ एकूप्रेशर बिंदु जब दबायें जायें तो रक्त शर्करा स्तर गिरता है। ये इस प्रकार हैं—

☞ हथेली के मध्य में अनामिका के नीचे का बिंदु

- पैर के तलवे में बिंदु, जो पैर की दूसरी अँगुली के नीचे से एक तिहाई दूरी पर हो और एड़ी से दो तिहाई दूरी पर हो।
- करीब 2 इंच घुटनों की टोपी की बाहरी सतह से
- करीब 2 इंच कोहनी के जोड़ से ऊपर
- ऊपरी होंठ पर दाहिने नथुने के पास
- दो बिंदु जो 2.5 इंच नीचे व गर्दन की मेरुदंड गाँठ जो दूसरे व तीसरे वर्टीबरेट के 1.5 इंच दोनों तरफ हों।
- मेरुदंड के दोनों तरफ ग्यारहवें व बारहवें थोरासिक वर्टीबरेट के साथ
- दूसरे व तीसरे वर्टीबरेट के स्तर पर दो बिंदु
- कान में एक्यूप्रेशर बिंदु

रंगों से इलाज

रंगों से इलाज या क्रोमोथिरेपी अलग–अलग रंगों से इलाज को कहते हैं। यह साधारणतः निम्न विधि से करते हैं –

- प्रभावित हिस्से में सीधे विकिरण देकर
- तेल, घी ग्लीसरीन आदि को विशेष रंगों से आवेशित कर उसे प्रभावित अंग में लगाकर
- पीने के पानी को अलग–अलग रंग की बोतलों में रख कर व आवेशित कर
- दवाएँ जो अलग–अलग रंग से आवेशित की गयी हों
- विशेष रंग के खाद्य पदार्थ खा कर
- रंगीन डिब्बों में भरी गैसों को अंदर खींचकर
- विशेष रंग के कपड़े पहनकर
- विशेष रंग के पेंट किये कमरों में रहकर या सोकर

यह कैसे काम करता है

रंग एक तरह की ऊर्जा है, जो कुछ शारीरिक परिवर्तन पैदा करती है जिनसे रोग पर नियंत्रण होता है और शरीर चुस्त रहता है। पीला रंग अग्नाशय का रंग है। यह लाल और हरी किरणों को मिलाकर बनता है। लाल रंग से उत्तेजित करने का प्रभाव व हरे रंग से रोग के सुधार का प्रभाव होता है। इस तरह से यह मधुमेह के इलाज में सहायक है। यह निम्न तरह से काम करता है –

- ☞ यह इंसुलीन के अग्नाशय की कोशिकाओं से बहाव को उत्तेजित करता है।
- ☞ यह खाद्य पदार्थ जिनमें कार्बोहाईड्रेट हो, के पाचन को बढ़ाता है जिससे पाचक रस की क्रिया बढ़ती है।
- ☞ यह शरीर और रक्त से अवांछित पदार्थ निकालता है.
- ☞ यह लसिका तंत्र व मूत्र तंत्र को ठीक करता है।
- ☞ यह मूड को ठीक कर विषाद कम करता है।
- ☞ यह रक्त शर्करा पर नियंत्रण करके अग्नाशय के कार्य को खराब होने से बचाता है, जिससे अन्य परेशानियाँ नहीं हो पाती।

रंग से इलाज का मधुमेह के इलाज में प्रयोग

सीधा विकरण एक छोटा लैम्प लेकर पीला बल्ब लगायें या साधारण बल्ब में पीला पन्नी वाला कागज लगायें। इस लैम्प के प्रकाश को पेट के उस हिस्से पर जहाँ अग्नाशय होता है, उसके ऊपर करीब 10 से 15 मिनट प्रतिदिन डाले। सुबह 15 से 20 मिनट तक लिया गया धूपस्नान भी लाभ देता है।

विकरण द्वारा तेल घी को बनाकर लगाना

एक पीली बोतल या सफेद बोतल में पीली पन्नी वाला कागज लगायें और उसमें नारियल तेल, सरसों तेल, जैतून तेल या घी भरकर एक सूखे लकड़ी के बोर्ड पर रखकर 45 दिनों तक धूप दिखाएँ। इसको दिन में धूप में व रात में किसी सुरक्षित स्थान पर रखें, धूप न होने पर कृत्रिम रोशनी का प्रयोग करें। इस प्रकार बने तेल की पेट के अग्नाशय वाले भाग पर मालिश करें।

विकरित जल को पीना– ऊपर दिये गये तरीकों से पानी को भी पीली बोतलों में रखकर चार्ज करें और रोज एक कप सुबह व आधा कप दिन व रात में भोजन से पूर्व पियें।

पीले रंग की वायु को खींचना

एक खाली पीले रंग की बोतल को एक घंटे तक धूप में रखें और फिर इसका ढक्कन खोलकर धूप से चार्ज हुई हवा कुछ मिनटों तक साँस के साथ अंदर खीचें। ऐसा दिन में तीन बार करने से अग्नाशय के कार्य में सुधार हो सकता है।

विशेष रंग के खाद्य पदार्थों का सेवन

कुछ फल व सब्जी जो पीले या नारंगी हों, खाने से मधुमेह में लाभ होता है। ऐसे फल हैं– गाजर, संतरा, नाशपाती, लाल चेरी, खरबूजा, चुकंदर, मूली, लाल बंदगोभी, लाल शलजम और खुबानी।

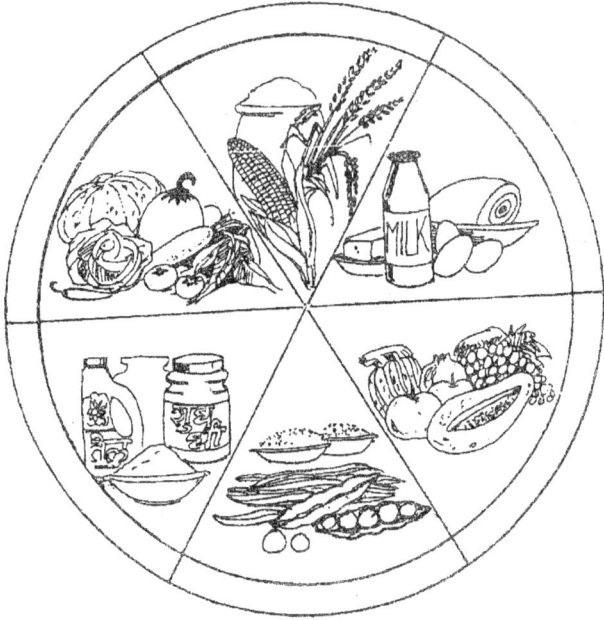

संगीत से इलाज

संगीत से इलाज में संगीत और वाद्य यंत्र के प्रयोग से शारीरिक, मानसिक, मनोवैज्ञानिक और आध्यात्मिक स्वास्थ्य में सुधार करके इलाज किया जा सकता है।

संगीत से इलाज के लाभ – संगीत से इलाज करने से रोगी या किसी भी व्यक्ति को निम्न लाभ होता है –

☞ यह चिंता व तनाव में कमी करके आराम व नींद देता है।

☞ यह दर्द व तकलीफ को कम करके एनीस्थीसिया व दर्द निवारक दवाओं के असर को बढ़ाता है।

☞ यह व्यक्ति के मूड और भावात्मक स्थिति में वांछित सुधार लाता है।

☞ यह शंका या डर को कम करता है।

☞ यह मांसपेशियों के तनाव को कम करके शरीर को आराम देता है।

☞ यह रोगी को अपने इलाज के साथ सक्रिय रूप से सहभागी बनाता है।

☞ अस्पताल में रहने व इलाज के समय में यह कमी लाता है।

☞ यह रोगी, उसके परिवार व डाक्टर के बीच एक भावात्मक सम्बन्ध स्थापित करता है।

☞ इस इलाज को सभी पसंद करते हैं।

संगीत से इलाज का चिकित्सकीय प्रयोग

निम्न रोगों में संगीत चिकित्सा लाभकारी पायी गयी है –

☞ नींद न आना

☞ बच्चों में व्यवहार की कमी

☞ मानसिक पिछड़ापन

☞ हकलाना व बोलने में समस्या

मनोवैज्ञानिक बीमारियाँ – चिंता, विक्षिप्तिता, अवसाद, खंडित मानसिकता, मतिभ्रम, अल्जाइमर का रोग, गठिया, दौरा, तीव्र दर्द, उच्च रक्तचाप, पोलियो, टेटनस, मिर्गी, सिर में चोट व ड्रग का नशा।

मधुमेह रोगियों में संगीत चिकित्सा से लाभ-

☞ पाचक व मेटाबोलिक क्रिया–कलापों को बढ़ाता है। पाचक एंजाइम व हार्मोन्स व इंसुलीन को अधिक पैदा करता है।

☞ रक्तचाप व हृदय गति को स्थिर करता है और इस तरह हृदय की समस्याओं को रोकता है। रक्त संचार के बढ़ने से सभी अंगों को अधिक रक्त मिलता है व शरीर अधिक चुस्त होता है।

☞ संगीत व नाच में सक्रिय भाग लेने से नाड़ी व मांसपेशी की गतिविधि बढ़ती है और यह नाड़ी तंत्र के विकारों को रोकता है।

☞ मानसिक तनाव को कम करके मधुमेह के एक बड़े कारण को समाप्त करता है

☞ व्यक्ति के मूड व व्यवहार में सुधार होता है।

☞ जीवन के प्रति नजरिया आशावादी बनता है।

☞ प्रतिरोधक क्षमता बढ़ती है जिससे रोग कम होते हैं।

मधुमेह के इलाज में उपयोगी राग

निम्न राग मधुमेह के इलाज में अधिक प्रभावी होते हैं–

(i) राग कलिंगरा

(ii) राग भैरव

(iii) राग हंसध्वनी

(iv) राग मालकौंस

(v) राग बहार

(vii) राग हिंडोल

(viii) राग काफी

(ix) राग बिहाग

(x) राग रामकली

(xi) राग देशक्कर

(iv) राग ललित   (xii) राग जैजैवन्ती

फेंगशुई

फेंगशुई एक प्राचीन जीने की कला है, जिसमें वातावरण के साथ जीना सीखते हैं। इसमें 'ची' (ऊर्जा) द्वारा घर ऑफिस भवन व फैक्टरी के वातावरण धनात्मक व ऋणात्मक वातावरण का निर्णय करते हैं।

मुख्य दार्शनिक बात

यह इस सिद्धांत पर आधारित है कि एक मानव दृष्टि से परे ऊर्जा है, जो पूरे ब्रह्माण्ड, हमारे शरीर, हमारे भोजन, घर, कार्यस्थल और वातावरण में रहती है। इसे भारत में 'प्राण' कहते हैं।

नीचे दिये गये नक्शे या बगुआ के अनुसार पूरे शून्य को नौ भागों में बाँटा गया है– क्रियाकलाप, ज्ञान, स्वास्थ्य, संपत्ति, नाम, सम्बन्ध, संतान, यात्रा और सौभाग्य। इन इलाकों को उर्जाकृत करने से जीवन के गुणों में बढ़ोत्तरी होती है।

दक्षिण

पूर्व	सम्पत्ति	नाम	सम्बन्ध	पश्चिम
	स्वास्थ्य	सौभाग्य	संतान	
	ज्ञान	क्रिया कलाप	यात्रा	

उत्तर

कार्य का तरीका

यह रंग की स्कीम, फर्नीचर रखने का तरीका, रोशनी, पौधे व परावर्तन करने वाली वस्तुएँ जैसे– फोटो, पेंटिंग आर्ट आदि से काम करता है। इन्हें प्रभावकारी बनाने के लिए इन्हें ऐसे रखें कि ये प्रकृति या कास्मिक ऊर्जा से तालमेल बना सकें। तब हम इनके द्वारा क्रिया कलाप, ज्ञान, स्वास्थ्य, संपत्ति, नाम, सम्बन्ध, संतान, यात्रा और सौभाग्य को सुधार सकते हैं।

मधुमेह के इलाज में फेंगसुई की भूमिका

स्वास्थ्य वाला भाग या पूर्वी भाग ऐसा होना चाहिये कि सभी लोग और मधुमेह पीड़ित व्यक्ति भी इसका लाभ ले सकें और लंबा स्वस्थ जीवन जी सकें। यह इस तरह हो सकता है –

☞ यह भाग अच्छे प्रकाश वाला होना चाहिए जिससे 'ची' का अधिक आगमन हो सकें।

☞ गमलों में पौधे से अच्छा स्वास्थ्य मिलता है, अतः यह कमरे में अवश्य होने चाहिए।

☞ घर के सदस्यों के चित्र और सम्बन्धियों से मिली सद्भावना, उपहार की वस्तुएँ भी स्वास्थ्य वाले भाग में होने चाहिए।

☞ एक मछली– घर या नदी, झरना, झील आदि के चित्र वाली पेंटिंग इस भाग में रखने से लाभ होता है।

☞ धातु की हवा वाली घंटियाँ जिनमें खोखले बेलन होते है, पूर्व दिशा में आगमन द्वार के पास लगाने से 'ची' ऊर्जा बढ़ती है और स्वास्थ्य सुधरता है।

☞ एक नारंगी या पीला रंग का बल्ब इस कमरे में लगाने से लाभ मिलता है।

☞ कमरे की दीवार पर नारंगी या पीले रंग की पेंट करने से सभी रहने वाले चुस्त दुरुस्त रहते हैं।

☞ कमरे में फालतू कबाड़ का समान नहीं होना चाहिए इससे ऊर्जा का स्वतंत्र रूप से प्रवाह रुकता है।

☞ नियमित अगरबत्ती जलाने से, हवन करने से और कीर्तन करने से वातावरण की ऊर्जा बढ़ती है।

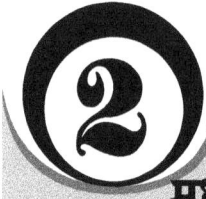

2 मधुमेह का भविष्य में रूपांतर

मधुमेह एक आधुनिक युग की बीमारी है, जो विश्व में करीब 15 करोड़ लोगों को प्रभावित करती है। केवल भारत में 3.5 करोड़ मधुमेह रोगी हैं और विश्व स्वास्थ्य संगठन (डब्लू.एच.ओ.) द्वारा भारत को मधुमेह की राजधानी घोषित किया गया है। डब्लू.एच.ओ. के अनुमान के अनुसार विश्व में मधुमेह रोगियों की संख्या सन् 2025 तक 30 करोड़ और भारत में 5.7 करोड़ होगी। आशा है कि चल रही शोध के कारण मधुमेह पैदा होने के कारण इसकी पहचान, और इलाज से रोगियों की संख्या में कमी आयेगी।

नैदानिक सुविधा में सुधार

नैदानिक तरीकों में बदलाव – नये नैदानिक तरीके जो अमेरिकन मधुमेह संस्था ने बनाये हैं, उनसे दो नये तरह के मधुमेह सामने आये हैं। यह इम्पेयर्ड फास्टिंग ग्लूकोज और इम्पेयर्ड ग्लूकोज टालरेंस हैं। इनकी खोज से जीवनचर्या–परिवर्तन और भोजन में बदलाव से मधुमेह समाप्त कर सकते हैं। कुछ लोगों के अनुसार यह केवल मधुमेह से पहले संभव है।

रक्त शर्करा का अपने आप टेस्ट करना

कई इलेक्ट्रानिक यंत्र जैसे– ग्लुकोमीटर और डेक्स्टरोमीटर उपलब्ध हैं, जिनसे रोगी अपनी रक्त शर्करा नाप सकता है। कुछ यंत्रों में बड़ा–बड़ा लिखकर आता है और कुछ में आवाज के साथ रीडिंग आती है जिससे दृष्टि हीन लोग भी लाभ ले सकते हैं। कई चलायमान सस्ते और अच्छे उपकरण अब उपलब्ध हैं।

लगातार ग्लूकोज नापना

कुछ कंपनियों ने एक रक्त ग्लूकोज नापने वाला यंत्र बनाया है, जो चौबीसों घंटे रीडिंग ले सकता है। एक शरीर में लगाने वाला मॉनिटर जिसमें एक छोटा सेंसर होता है, भी उपलब्ध है। यह मॉनिटर इंसुलीन लेने वाले रोगियों के लिए उपयोगी है, जो अपनी रक्त शर्करा नियमित जाँचना चाहते हैं।

ग्लूकोज घड़ी

एक ग्लुको–वाच बायोग्राफर हाथ की घड़ी की तरह एक यंत्र है, जो 12 घंटों तक हर 20 मिनट में रक्त में ग्लूकोज की मात्रा निकालता रहता है।

अच्छे इलाज के तरीके

इंसुलीन पेन–मधुमेह रोगी जो इंसुलीन लेते हैं, अब इंसुलीन पेन का प्रयोग कर सकते हैं, जो एक तरह की इन्जेक्शन वाली पेन है। इसमें इंसुलीन को सीरिंज से दवा की शीशी से लेने की आवश्यकता नहीं होती है। दवा की मात्रा को इसमें डायल करके भर देते हैं और यह अपने आप दवा की उचित मात्रा देता है। इससे वृद्ध लोगों, दृष्टिहीन, गठिया के रोगी और बच्चों को बहुत लाभ होता है।

बिना दर्द वाले इन्जेक्शन – कई दवा कंपनियों ने नये इंजेक्शन बनाये हैं, जिनमें पुराने सुई से होने वाला दर्द बहुत कम हो जाता है। जेट वाले इंजेक्शन से इंसुलीन की दवा गैस के जेट के रूप में निकलकर खाल के अंदर जाती है, जिससे कम दर्द होता है और सुई के डर से मुक्ति मिलती है।

नाक से लेने वाला इंसुलीन

कुछ कंपनियों ने नाक से लेने वाला इंसुलीन बनाया है जो रक्त प्रवाह में शोषित हो जाता है।यह बिना दर्द का, जल्दी शोषित होने वाला होता है, पर यह कम समय तक प्रभावी होता है और नाक में खुजली भी करता है।

मौखिक स्प्रे – ओरालीन, एक तरह का इंसुलीन है, जिसे मुँह में स्प्रे करते हैं और ये गाल के द्वारा शोषित होकर रक्त शर्करा का टाइप टू रोगियों में नियंत्रण करता है। टाइप वन रोगियों में इसे इंसुलीन इंजेक्शन के साथ प्रयोग कर सकते हैं। यह बहुत जल्दी शोषित हो जाता है, कोई दुष्प्रभाव नहीं होते, दर्द रहित है और आने वाले समय में इंसुलीन इंजेक्शन से अधिक प्रभावी होगा।

इंसुलीन की गोली – कैप्सूल के रूप में इंसुलीन देना उपयोगी नहीं रहा है क्योंकि इसे पाचन वाले एन्जाइम नष्ट कर देते हैं। प्रयत्न हो रहे है कि इसे पाचन–तंत्र द्वारा नष्ट होने से बचाया जा सके।

इंसुलीन इन्हेलर

मधुमेह की खोज में इन्हेलर की तरह का उपकरण बनाया गया है जो महीन इंसुलीन की बूँदें फेफड़ों में उसी तरह भेजता है, जैसे अस्थमा का इन्हेलर करता है। यह इन्हेलर भी टाइप टू के इलाज में बहुत उपयोगी है।

ट्रांसडर्मल पैचेज – इन्सुलीन के ट्रांसडर्मल पैचेज बनाये गये हैं जो निकोटीन के पैचेज की तरह धूम्रपान छोड़ने के लिए देते है, मधुमेह वाले रोगियों के लिए भी काम आते हैं। इन्हें त्वचा पर पहनते हैं और इनसे इंसुलीन निकलकर रक्त

में शोषित होता है। इस खोज के परिणाम अभी तक निराशाजनक हैं।

इंसुलीन पम्प – कुछ इंसुलीन पम्प बनाये गये हैं जिन्हें त्वचा के नीचे या पेरीटोनियम में लगाते है। सेंसर प्रणाली का प्रयोग कर यह इंसुलीन लगातार भेज सकते हैं। छोटे प्रोग्राम किये हुए पम्प यू. के. और यू एस. ए. के टाइप वन मधुमेह रोगियों में बहुत पसंद किये गये हैं।

अग्नाशय का प्रत्यारोपण

कई वैज्ञानिकों ने पूरे या अग्नाशय के अंश को मृत मनुष्य से निकाल कर मधुमेह रोगी में प्रत्यारोपित करने का प्रयास किया है। अभी इस प्रत्यारोपण में अग्नाशय के आईलेट कोशिकाओं का प्रयोग किया गया है, जिनसे इंसुलीन निकलता है। इन कोशिकाओं को शरीर द्वारा अस्वीकार करने से बचाने के लिए इनके चारों ओर रोगी की अपनी कोशिकाएँ या अन्य अवरोधक लगाते हैं। यू. एस. ए. के कुछ केन्द्रों में इस तकनीक का प्रयोग छोटी सर्जरी से किया गया है, जिसमें 24 से 48 घंटे तक अस्पताल में भर्ती होना पड़ता है।

नई दवाएँ

- ☞ लम्बे समय तक काम करने वाली नई दवाएँ जैसे– ग्लीबेनक्लामाइड, ग्लीपीजाईड, ग्लीक्लेजाइड आयी हैं, जो अधिक जल्दी व लम्बे समय तक शोषित होती हैं।

- ☞ मनुष्य के आँत से एक हार्मोन्स पेप्टीडेल जो ग्लूकोज की तरह है (जी एल पी–1) इंसुलीन के शोषण को खाने के पाचन के साथ तालमेल बैठाता है। अब इंजेक्शन, इन्हेलर और धीमी शोषित होने वाले कैप्सूल के रूप में बनाया जा रहा है।

- ☞ कुछ दवाएँ बनाई गयी हैं, जो अग्नाशय से इंसुलीन के रिसाव को बढ़ाती है। इनमें इमीडाजोलीन और फास्फोडाईस्टेरेस प्रमुख हैं।

- ☞ कुछ नई दवाओं से इंसुलीन उत्पादन बढ़ता है जैसे– पेरोक्सीसम –प्रोलिफिरेटर–एक्टीवेटर–रिसेप्टर–गामा (PPARr), वैनेडियम साल्ट, इंसुलीन लाइक फैक्टर (IGF),लीपोइक एसिड, मैग्नीशियम, क्रोमियम, विटामिन सी और ई आदि।

- ☞ प्रैमलिनटाईड के इंजेक्शन से मधुमेह नियंत्रण व वजन कम करने में सहायता मिलती है।

- ☞ कुछ दवाओं से मधुमेह की समस्याएँ कम होती हैं या देर से होती

हैं। यह है प्रोटीन किनासे सी इनहीबीटर और एनजीओजेनिक ग्रोथ फैक्टर।

☞ इंसुलीन और दूसरी दवाओं की कीमत कम हुई है और उनकी सुरक्षा और प्रभाव बढ़ा है।

☞ कुछ विशेष तरह के स्नैक और मिठाइयाँ भी बनती हैं, जो मधुमेह के रोगी बिना रक्त शर्करा स्तर बढ़ने की चिंता के ले सकते हैं।

जीन थेरेपी

इंसुलीन जीन थेरेपी में एक बाहरी जीन को व्यक्ति की किसी कोशिका में डालते हैं और उसे इंसुलीन बनाने देते हैं। ऐसी कोशिका को गर्भ में बच्चे या किसी अन्य व्यक्ति या जानवर के अग्नाशय से प्राप्त करते हैं।

एक और नई तकनीक में एक जीन को रोगी के यकृत कोशिका में डालकर छोटी कई कोशिकाएँ बनाते हैं। इन छोटी कोशिकाओं से वापस अपने रूप में नहीं आ सकते और यह अग्नाशय में परिवर्तित हो जाती है। आने वाले दिनों में इस जीन थेरेपी से मधुमेह के पूर्ण इलाज में सहायता मिलेगी।

3 आपके कुछ प्रश्नों के उत्तर

प्रश्न – मधुमेह क्या है और यह कैसे उत्पन्न होता है?

उत्तर – मधुमेह एक बीमारी है, जिसमें शरीर भोजन में मिला कार्बोहाइड्रेट को मेटाबोलाइज नहीं कर पाता है और ग्लूकोज को शरीर के सभी भागों में नहीं भेज पाता है। ऐसा अग्नाशय में इंसुलीन नामक हार्मोन्स के कम बनने या कम प्रभावी होने के कारण होता है।

प्रश्न – कितने प्रकार के मधुमेह पाये जाते हैं?

उत्तर – मुख्यतः दो प्रकार के टाइप वन. और टाइप टू. मधुमेह होते हैं। टाइप वन का नियंत्रण इंसुलीन इंजेक्शन के द्वारा और टाइप टू का मुँह से ले जाने वाली दवाओं से करते हैं।

प्रश्न – क्या यह बच्चों में भी हो सकती है?

उत्तर – टाइप वन मधुमेह बच्चों में भी पायी जाती है और यह नन्हे शिशुओं से लेकर किशोर अवस्था तक के बच्चों को हो सकती है।

प्रश्न – क्या यह किसी विशेष आयु वर्ग में होती है?

उत्तर – नहीं, मधुमेह किसी भी आयु वर्ग में हो सकती है।

प्रश्न – क्या यह सत्य है कि यह मोटे व्यक्तियों में होती है?

उत्तर – नहीं, टाइप टू मधुमेह ज्यादातर मोटे लोगों में होती है पर टाइप वन सामान्य या कम वजन वाले लोगों में भी हो सकती है।

प्रश्न – क्या यह अधिक मिठाई खाने वाले लोगों में होती है?

उत्तर – सामान्यतः नहीं।पर यदि वजन बढ़ जाता है तो इस बीमारी के होने की सम्भावना भी बढ़ जाती है।

प्रश्न – क्या मधुमेह एक पैतृक बीमारी है?

उत्तर – हाँ, यदि माता पिता को मधुमेह है तो उनके बच्चों को इसके होने की सम्भावना बढ़ जाती है।

प्रश्न – क्या तनाव का मधुमेह पर प्रभाव पड़ता है?

उत्तर – हाँ, शारीरिक और मानसिक तनाव से मधुमेह चालू हो सकता है, या बढ़ सकता है।

प्रश्न – क्या यह शहरी या ग्रामीण इलाकों में अधिक पायी जाती है और क्यों?

उत्तर – आधुनिक खोज से पता चला है कि यह शहरी इलाकों में अधिक होती है क्योंकि वहाँ भागदौड़ वाली जीवनचर्या, कम कैलोरी का भोजन और अधिक तनाव होता है।

प्रश्न – क्या हमारी जीवनचर्या का इस बीमारी पर प्रभाव होता है?

उत्तर – निश्चित तौर पर। उच्च कैलोरी वाला भोजन, कसरत न करना, धूम्रपान व शराब लेना और तनाव भरे कार्य करने से मधुमेह का जन्म होता है और इन कारणों से इसका नियंत्रण भी कठिन होता है।

प्रश्न – क्या मधुमेह एक छूत की बीमारी है?

उत्तर – नहीं, स्पर्श करने से या मधुमेह की बीमारी वाले व्यक्ति के साथ रहने से यह बीमारी नहीं होती है।

प्रश्न – क्या गर्भ के समय यह बीमारी हो जाती है?

उत्तर – हाँ, गर्भ के समय यह बीमारी हो सकती है और इससे माँ और गर्भ के बच्चे को समस्या हो जाती है।

प्रश्न – क्या कुछ दवाओं के कारण मधुमेह की संभावना होती है?

उत्तर – कुछ दवाएँ जैसे– ओरल डाईयुरेटिक (पेशाब करवाने के लिए दी जाने वाली दवा), एड्रिनालाइन, मुँह से लेने वाली गोलियाँ, कोर्टिकोस्तिरिड, चूहे का जहर, कसावा और कुछ बीन्स के कारण मधुमेह हो सकता है।

प्रश्न – क्या कुछ विशेष संकेत हैं जो इस बीमारी की चेतावनी देते है?

उत्तर – ऐसे निश्चित संकेत नहीं हैं जिनसे मधुमेह की बीमारी का पता चले, पर अधिक प्यास व भूख लगना, अच्छा भोजन लेने के बाद भी वजन गिरना, बिना किसी कारण के कमजोरी लगना व नपुंसकता होना इस बीमारी की तरफ संकेत करते हैं।

प्रश्न – मधुमेह की पहचान के लिए कौन–सा टेस्ट लेना चाहिए, पेशाब का या रक्त शर्करा का?

उत्तर – रक्त शर्करा टेस्ट पेशाब में शर्करा टेस्ट से अधिक अच्छा है क्योंकि पेशाब में शर्करा तभी आती है जब रक्त शर्करा बहुत ऊँची करीब 180 मिलीग्राम हो जाये।

प्रश्न – क्या हम मधुमेह को घर में टेस्ट कर सकते हैं?

उत्तर – हाँ, कुछ उपकरण जैसे– ग्लुकोमीटर की सहायता से हम रक्त शर्करा स्तर घर पर नाप सकते हैं।

प्रश्न – Hb A$_{1c}$ टेस्ट क्या है?

उत्तर – रक्त का टेस्ट है, जिससे पिछले तीन महीने की रक्त शर्करा की जानकारी मिल जाती है। यह टाइप वन के रोगी के लिए उपयोगी है जिनका रक्त शर्करा काफी बदलता रहता है।

प्रश्न – शरीर के कौन से अंग को नुकसान हो सकता है, यदि मधुमेह लम्बे समय तक बना रहता है?

उत्तर – मधुमेह के लम्बे समय तक होने से हृदय, गुर्दे, आँख, पैर और तंत्रिका को नुकसान हो सकता है।

प्रश्न – क्या मधुमेह रोगी को निम्न रक्त शर्करा हो सकती है?

उत्तर – हाँ, जो लोग दवा या इंजेक्शन बिना ठीक तरह खाना खाये या सही मात्रा में नहीं लेते हैं या अल्कोहल के साथ या अधिक कसरत के बाद लेते हैं, उन्हें निम्न रक्त शर्करा या हाइपोग्लीसेमिया हो सकता है।

प्रश्न – कीटो एसीडोसिस क्या है?

उत्तर – कीटो एसीडोसिस एक आपात कालीन स्थिति है, जो बिना इलाज के या अनियंत्रित मधुमेह से हो सकती है।

प्रश्न – मधुमेह के नियंत्रण में खानपान का क्या रोल है?

उत्तर – टाइप टू के रोगियों को भोजन में कैलोरी कम करके वजन कम करना चाहिए, इसी तरह कुपोषित व्यक्तियों को छोड़कर कार्बोहाइड्रेट या वसा कम लेने से मधुमेह नियंत्रण में सहायता देती है।

प्रश्न – क्या नियमित कसरत से मधुमेह नियंत्रित होता है?

उत्तर – हाँ, नियमित कसरत से वजन कम होता है, इंसुलीन अधिक प्रभावी होता है और रक्तचाप व गुर्दे की क्षमता सुधरती है जिससे मधुमेह कम होता है।

प्रश्न – क्या मधुमेह रोगी दवा या इन्जेक्शन की मात्रा बढ़ा सकता है, यदि उसने अधिक भोजन कर लिया हो?

उत्तर – नहीं, यह बिना इलाज करने वाले डॉ की सलाह से नहीं करना चाहिए।

प्रश्न – क्या मधुमेह रोगी व्रत कर सकता है?

उत्तर – टाइप टू के मोटे लोग व्रत से लाभ पा सकते हैं, पर टाइप वन वाले लोग जो कम वजन के हो या अधिक इंसुलीन लेते हों, उन्हें व्रत नहीं करना चाहिए।

प्रश्न – क्या मधुमेह के रोगी को वजन घटाने वाली दवाएँ लेनी चाहिए?

उत्तर – ऐसा नहीं करना चाहिए क्योंकि इन दवाओं से भूख कम होती है और नर्वस सिस्टम बिगड़ता है।इन दवाओं के लम्बे समय तक प्रभाव ज्ञात नहीं हैं और इन्हें नहीं लेना चाहिए।

प्रश्न – क्या यह सत्य है कि एक बार इंसुलीन लेना शुरू करने पर इसे जीवन पर्यंत लेना पड़ता है और मुँह से लेने वाली दवाएँ लाभ नहीं करती?

उत्तर – यह आंशिक सत्य है। टाइप वन मधुमेह रोगी में अपना आंतरिक इंसुलीन नहीं होता है और उन्हें जीवन भर इंसुलीन लेना होता है। टाइप टू वाले रोगी को मुँह से लेने वाली दवाओं से मधुमेह नियंत्रित होता है। उन्हें इंसुलीन की आवश्यकता संक्रमण, सर्जरी, अधिक तनाव आदि में होता है या जब मधुमेह दवाओं से नियन्त्रित नहीं होता। इंसुलीन एक बार मधुमेह के नियंत्रित हो जाने पर नहीं लेना पड़ता है और तब मौखिक दवाओं से काम चल जाता है।

प्रश्न – यदि इंसुलीन की अधिक मात्रा गलती से ली जाती है तो क्या होगा और उसे कैसे नियंत्रित करेंगे?

उत्तर – इस हालत में हाइपोग्लीसीमिया या निम्न रक्त शर्करा के लक्षण जैसे– भूख से दर्द, पसीना आना, कमजोरी लगना, होंठों और अँगुलियों में सुन्नपन, ह्रदय का तेज धड़कना, सिर दर्द, ऊँघना आदि हो सकता है। ऐसी हालत में कुछ चीनी या 10–20 ग्राम ग्लूकोज पाउडर देकर डॉ. की सलाह लेनी चाहिए।

प्रश्न – मधुमेह रोगियों में पैर फटना क्यों होता है?

उत्तर – पैर फटने का कारण नाड़ियों को नुकसान है और यह टाइप टू में अधिक होता है।

प्रश्न – क्या मधुमेह का इलाज हो सकता है?

उत्तर – मधुमेह का इलाज नहीं हो सकता है पर इसे नियंत्रित खानपान, कसरत, दवाओं व इंसुलीन के द्वारा नियंत्रण में रख सकते हैं।

प्रश्न – यदि रोगी सुबह इंसुलीन लेना भूल जाये तो क्या शाम को दुगनी दवा ले सकता है?

उत्तर – नहीं, इससे हाइपोग्लीसिमिया हो सकता है।

प्रश्न – क्या मधुमेह रोगियों में ह्रदय आघात बिना दर्द के होता है?

उत्तर – हाँ, ज्यादातर यह बिना दर्द के और शांत रूप में होता है। इसे ई. सी. जी. से पता कर सकते हैं और इसकी चेतावनी साँस लेने में तकलीफ और सीने में घुटन सी होती है।

प्रश्न – क्या यह पता चल सकता है कि मधुमेह के कारण गुर्दों पर प्रभाव हुआ है और कैसे?

उत्तर – हाँ, पेशाब में एक प्रोटीन एल्ब्युमिन की उपस्थिति से यह जान सकते हैं। अधिक बढ़ी हुई गुर्दे की बीमारी में रक्त में यूरिया या क्रिएट माइंन भी बढ़ जाता है।

प्रश्न – क्या मधुमेह रोगी में सम्भोग क्रिया पर प्रभाव होता है?

उत्तर – अनियंत्रित मधुमेह के कारण नपुंसकता आ सकती है। व्यक्ति को सम्भोग की इच्छा होती है पर यह संभव नहीं हो पाता। यह समस्या लम्बे समय तक अनियंत्रित मधुमेह के कारण होती है।

प्रश्न – क्या मधुमेह रोगी का आपरेशन हो सकता है?

उत्तर – हाँ, आपरेशन से पहले, आपरेशन के दौरान और बाद में इंसुलीन देकर रक्त शर्करा को नियंत्रित करते हैं।

प्रश्न – क्या मासिक धर्म और रजोनिवृत्ति पर मधुमेह का असर होता है?

उत्तर – मधुमेह वाली लड़कियों को मासिक धर्म अन्य सामान्य लड़कियों से देर से आरम्भ होता है और अनियमित होता है। रजोनिवृत्ति का पता लगाना कठिन होता है क्योंकि रक्त शर्करा कम होने पर भी इसी तरह का लक्षण आता है।

प्रश्न – क्या मधुमेह रोगी कोई भी कार्य कर सकते हैं?

उत्तर – टाइप वन रोगी जो इंसुलीन लेते हैं और कई बार निम्न रक्त शर्करा या कीटोसिस को प्राप्त हो जाते हैं, निम्न कार्यों के लिए अनुपयुक्त है– कार्य जिनमें अनियमित कार्य करने का समय, अधिक दौरे वाले काम या ड्राइवर का काम, भारी श्रमिक का काम,ऊँचाई पर काम करना, किसी बड़ी मशीन के पास या उच्च वोल्टेज से चलने वाली मशीन जहाँ अकेले काम करना हो, रात में अकेले काम करना, सैनिक बलों या पुलिस में काम, अग्निशमन का काम, खतरनाक काम जैसे– गोताखोरी, खान में काम, हवाई जहाज चलाना या पर्वतारोहण।

प्रश्न – क्या मधुमेह में लंबी दूरी की यात्रा मना है?

उत्तर – नहीं, पर कुछ सावधानियाँ लेनी चाहिए विशेषतः टाइप वन रोगियों को भोजन और दवा के बारे में। यदि आप गाड़ी चलाते हैं या लंबी पैदल यात्रा करते हैं या पर्वतारोहण करते हैं तो आप को सामान्य से अधिक कैलोरी की आवश्यकता होती है।

प्रश्न – क्या अल्कोहल लेने से मधुमेह पर प्रभाव पड़ता है?

उत्तर – हाँ, विशेषकर खाली पेट में अल्कोहल हैपोग्लीसिमिया उत्पन्न कर सकता है और मधुमेह की दवा पर विपरीत प्रभाव कर सकता है, क्योंकि अधिक अल्कोहल और हैपोग्लीसीमिया के लक्षण एक जैसे होते हैं, इसलिए इसे पहचानना मुश्किल हो सकता है और यह जानलेवा हो सकता है।

प्रश्न – क्या मधुमेह रोगी खेलकूद में भाग ले सकते है?

उत्तर – हाँ, पर उन्हें अपनी दवा की खुराक और भोजन की मात्रा में परिवर्तन करना चाहिए जिससे हाईपोग्लीसीमिया न होने पाये।

प्रश्न – क्या अन्य सभी दवाएँ भी मधुमेह की दवा इंसुलीन के साथ ली जा सकती हैं?

उत्तर – कुछ दवाएँ जैसे– उच्च रक्तचाप की दवा, खाँसी का सिरप, डाईयुरेतिक्स, स्टीराइड, हार्मोन्स, दर्द निवारक दवाएँ आदि का प्रयोग सावधानी से करना चाहिए क्योंकि इनसे रक्त शर्करा स्तर घट या बढ़ सकता है।

प्रश्न – क्या मधुमेह रोगी महिला अपने बच्चे को स्तन पान करा सकती हैं?

उत्तर – नहीं, क्योंकि मुँह से मधुमेह नियंत्रण के लिए ली गयी दवाएँ माँ के दूध के साथ बच्चे में आ जाती है। इसलिए ऐसे मामले में इंसुलीन इंजेक्शन ही लेना चाहिए।

प्रश्न – क्या मधुमेह रोगी अन्य सामान्य लोगों से संक्रमण की अधिक सम्भावना रखता है?

उत्तर – हाँ, क्योंकि मधुमेह रोगी की प्रतिरोधक क्षमता कम हो जाती है और उच्च रक्त शर्करा स्तर से बैक्टीरिया, वायरस और दूसरे जीवाणु जल्दी बढ़ते हैं। इसलिए इन लोगों को एंटीबायोटिक दवाओं और अन्य दवाओं का लंबा कोर्स लेना पड़ता है।

प्रश्न – क्या यह सत्य है कि मधुमेह रोगियों को उनके पैर या टाँगों को कटवाने की संभावना अधिक होती है?

उत्तर – हाँ, कम रक्त संचार और नाड़ियों में व धमनियों में रक्त की कमी से पैरों और टाँगों में विनाशकारी परिवर्तन आते हैं जो बाद में गैंग्रीन बन जाते हैं। इस कारण कई बार पैर या टाँग को शरीर के अन्य अंगों को बचाने के लिए काटना पड़ता है।

प्रश्न – क्या मधुमेह से आँखों पर प्रभाव पड़ता है?

उत्तर – हाँ, पुरानी मधुमेह बीमारी आँख को प्रभावित करती है और मोतियाबिंद, काला मोतिया, निकट दृष्टि दोष व कभी–कभी रेटिना को नुकसान कर दृष्टिहीनता भी पैदा करती है।

प्रश्न – क्या अधिक धूम्रपान मधुमेह के नियंत्रण में परेशानी करता है?

उत्तर – हाँ, सिगरेट में निकोटीन शरीर में इंसुलीन की आवश्यकता बढ़ाता है और रक्त नलिकाओं में प्रभाव डालकर हृदय, गुर्दा, आँख और पैर में समस्या बढ़ाता है।

प्रश्न – क्या मधुमेह की रक्त शर्करा में कुछ नवीन परिवर्तन आये हैं?

उत्तर – हाँ, अमेरिकन मधुमेह संस्था के सुझाव के अनुसार खाली पेट रक्त शर्करा यदि 126 मिलीग्राम : और खाने के दो घंटे बाद रक्त शर्करा 200 मिलीग्राम से अधिक हो, तो यह मधुमेह का सूचक है। यदि यह दोनों स्तर 110–125 और 140–199 हो, तो यह रोग की प्रारम्भिक अवस्था बताता है।

प्रश्न – कितनी जल्दी–जल्दी रक्त शर्करा टेस्ट लेना चाहिए?

उत्तर – टाइप वन रोगी को यह टेस्ट रोज लेना चाहिए, जबकि टाइप टू को यह सफ्ताह में एक बार, जब तक सामान्य स्थिति न हो, लेना चाहिए।

प्रश्न – मधुमेह में मीठापन लाने वाले पदार्थों का क्या रोल है?

उत्तर – कुछ मीठापन लाने वाले पदार्थ जैसे– एस्परटेम (ईक्क्वल, सुगरफ्री स्वीटेक्स) आदि सुक्रोज रखते हैं, जिन्हें मधुमेह में बिना डर के लिया जा सकता है और भोजन का स्वाद बिना कैलोरी बढ़ाये, बढ़ाया ज सकता है।

प्रश्न – क्या योग और अन्य तरीकों से मधुमेह को नियंत्रित किया जा सकता है?

उत्तर – हाँ, आधुनिक खोज से पता चला है कि योग और अन्य तरीकों से मधुमेह को नियंत्रित कर सकते हैं और इंसुलीन व मौखिक दवाओं को कम कर सकते हैं पर यह कितना रोग को समाप्त करते हैं, यह मालूम नहीं है।

प्रश्न – भारत में मधुमेह के कितने रोगी हैं?

उत्तर – भारत को विश्व की मधुमेह राजधानी कहते हैं। विश्व में 15 करोड़ मधुमेह रोगी हैं और भारत में अनुमानित 3.5 करोड़ रोगी हैं।

4

आयुर्वेदिक दवाओं की भूमिका

मधुमेह रोग के बढ़ते हुए रोगियों और इसकी समस्याओं के निदान के लिए कई दवा–निर्माता कंपनियों ने प्रकृति के पेड़–पौधों से इसकी दवा बनाने की दिशा में खोज की है। इसके परिणाम स्वरूप कई आयुर्वेदिक दवाएँ बाजार में उपलब्ध हो गयी हैं। दवा–निर्माता कम्पनियाँ इनकी भारत में व बाहर बिक्री करके और इन्हें मधुमेह के सफल निदान में, बिना किसी दुष्प्रभाव के, सहायक होने का दावा करके अच्छी कमाई कर रही हैं।

इन आयुर्वेदिक दवाओं का एक विवेचन नीचे की तालिका में दिया गया है और दवा के मुख्य अवयव भी दिये गये है –

दवा का नाम	**दवा बनाने वाली कंपनी**	**दवा के मुख्य अवयव**
डाईबेकन	हिमालया ड्रग कंपनी	मेष सृंगी, पितासरा,सप्तरंगी, जम्बू, गुडूची, शिलाजीत, गुग्गुल, पुनर्नवा, कैराता, भुम्यमल्की।
हाइपोनिड	चरक फार्मा क्यूटिकल	जम्बू, गुडमार, हरिद्रा, त्रिवंगा भस्म, गुडूची, शिलाजीत, पितासरा, कैराता।
ग्लुको मैप	महर्षि आयुर्वेदिक	जम्बू, निम्बा, अर्जुन, शिलाजीत, नाग्जिव्हा, भूम्यमाल्की, बिल्व, सालासरडिगाना, करावेल्ल्का।
एक्स–डाईबा	सूर्या हर्बल	गुडमार, करेला बीज, जामुन बीज, नीम, मेथी, शिलाजीत, कसानी, बसंता, कुसुम्करा रस, त्रिवंगा भस्म, विजय्सरा, गिलोय।
मधुमेहरी	बैद्यनाथ	गुडमार, हरिद्रा अमाल्की, कैराता, उड़म्बरा फल, मेथी बीज, जामुन बीज, अमृता, निम्बा, बिल्व, खदिरा।
अमरी प्लस	एमिल फार्मा क्यूटिकल	गुडमार, करेला, विजय्सारा, बिल्व, जामुन, तेजपत्र, शिलाजीत, मेथी, कालमेघ, चंद्रप्रभावटी, नीम, गिलोय, स्वर्ण माक्षिक भस्म, सदाबहार,

		भृंगराज, पुनर्नवा, बिम्बी, एलोवेरा (कुमारी / कुमार पाठा) शर्पंका।
ग्लूदीबित	ल्यूपिन हर्बल्स	मधुनाशिनी, विजय्सारा, मामूमज्जक,निम्बा सप्तचक्र।
कोजेंट डीबी +	साइबेल हर्बल लैबोरेटरीस प्राइवेट लिमिटेड	नीम,मेथी,हरिद्रा,त्रिफला, जामुन, गोक्षुरा।
ग्लूकोरिड– के पी	डाबर आयुर्वेदिक स्पेसलिती लिमिटेड	करेला फ्रीज ड्राइड पाउडर, गुडमार।
जाम्ब्रुलीन	उंझा फार्मा प्राइवेट लिमिटेड	जामुन बीज, माम्माझाक, बिल्व, त्रिवंगा भस्म गुडमार, नीम, शिलाजीत।
त्रिबंगशिला	झंडू फार्माक्युटिकल्स	त्रिवंगा भस्म, नीम, गुडमार, मम्माझाक, जामुन, बिटमन।

इन दवाओं के विश्लेषण से पता चलता है कि अधिकतर दवाओं में डाले गये अवयव निम्न उद्देश्यों से पाये जाते हैं –

- ☞ अग्नाशय से इंसुलीन के निकालने को बढ़ाना, जो कि मधुमेह का मुख्य कारण है।
- ☞ कार्बोहाइड्रेट मेटाबोलिज्म में सुधार करना, जिससे रक्त ग्लूकोज के स्तर में कमी आये।
- ☞ वसा मेटाबोलिज्म को बढ़ाकर कोलेस्ट्राल, लिपिड्स, ट्राईग्लीसीराईड के स्तर में कमी करना, जिससे हृदय व मस्तिष्क की समस्याएँ न हो और कीटोसिस न हो।
- ☞ अधिक प्यास, अधिक पेशाब और थकावट जैसे लक्षणों में आराम देना।
- ☞ गुर्दे की समस्या (एल्ब्युमीनुरिया), आँख की बीमारी (रेतिनोपैथी), त्वचा का संक्रमण और जननांगों की बीमारी में कुछ तत्त्वों से बचाव होता है।
- ☞ कुछ आयुर्वेदिक तत्त्व शरीर का वजन कम करते हैं जो टाइप टू मधुमेह का मुख्य कारण है।
- ☞ कुछ दवाएँ शरीर की प्रतिरोधक क्षमता बढ़ाती हैं, जो संक्रमण रोकता है और मधुमेह की समस्याएँ कम करता है।
- ☞ कुछ दवाएँ औपचारिक एलोपैथिक दवाओं के उपचारात्मक लाभ को बढ़ाती हैं, उन पर निर्भरता कम करती हैं और दवा की मात्रा और दुष्प्रभाव भी कम करती हैं।

साधारण तत्त्वों के काम करने का तरीका

1. गुड़मार जिसे मधुनाशनी और मेषस्रंगिनी भी कहते हैं, एक पेड़ पर चढ़ने वाला पौधा है, जिसकी पत्तियाँ दवा के काम आती हैं। इनमें जिम्नेमिक असिड होता है, जो अग्नाशय द्वारा इंसुलीन के निष्पादन को बढ़ाता है और ग्लूकोज के तंतुओं द्वारा इस्तेमाल को बढ़ाता है। गुड़मार से अग्नाशय के क्षतिग्रस्त बीटा कोशिकायों, जो इंसुलीन बनाती हैं, का सुधार व पुनरुत्पादन होता है।
2. विजयासार या पित्त्सारा या बीजका एक बड़ा पर्णपाती पेड़ है, जिसकी छाल से दवा बनती है। इस छाल में कुछ यौगिक होते हैं, जिनमें इंसुलीन की तरह के गुण होते हैं। यह रक्त शर्करा स्तर को शरीर के तंतुओं द्वारा अधिक ग्लूकोज उपयोग को कम करता है और आँतों में ग्लूकोज का शोषण कम होता है। यह अग्नाशय में इंसुलीन स्तर बढ़ाता है और बीटा कोशिकाओं का पुनरुत्पादन करता है।
3. जम्बू या जामुन का पेड़ एक सदाबहार पेड़ है जिसके बीज में जम्बोलिन होता है, जो मधुमेह में उपयोगी है।जम्बोलिन स्टार्च को शर्करा में परिवर्तित नहीं करता है और इस तरह पेशाब में शर्करा की मात्रा कम होती है और प्यास भी कम लगती है।
4. करावेल्ला या शुशावी जिसे बोलचाल की भाषा में करेला कहते हैं, एक सब्जी होती है जिसके फल में इंसुलीन की तरह के यौगिक होते हैं, जो रक्त शर्करा स्तर कम करते हैं और अग्नाशय से इंसुलीन निकलना बढ़ाते हैं। यह बढ़ा हुआ कोलेस्ट्राल कम कर सकता है और कीटोसिस रोक सकता है।
5. शिलाजीत या खनिज रिसाव से प्यास कम होती है, अधिक पेशाब रूकती है और थकावट कम करके शर्करा का अधिक शोषण करता है। यह एक उत्प्रेरक का काम करके ग्लूकोज की मांग बढ़ाता है। यह अग्नाशय कोशिकाओं को ग्लूकोज का वजन कम करके नष्ट होने से बचाता है। यह मधुमेह के कारण होने वाली गुर्दे की बीमारी में उपयोगी है।
6. गुडूची–यह रक्त शर्करा स्तर को काफी कम कर सकता है और तंतुओं द्वारा ग्लूकोज का शोषण इंसुलीन बढ़ाने के कारण अधिक करता है। शरीर की प्रतिरोधक क्षमता और स्वयं में अच्छा होने की भावना बढ़ाता है।

7. पुनर्नवा–यह अच्छी मात्रा में पायी जाने वाली घास है, जिसकी जड़ में एक अलकालॉयड–पुनार्नावाइन होता है। यह अलकालॉयड हृदय के अंदर रक्त में वसा कम करता है और हृदयाघात व स्ट्रोक से बचाता है। यह अधिक पेशाब बनाता है, जिससे गुर्दे की बीमारी की सम्भावना कम होती है।

8. गुग्गलू–एक सूखे चट्टानी इलाकों में पी जाने वाली झाड़ी के छाल से निकला हुआ गोंद है। इसमें कोलेस्ट्राल, रक्त में वसा कम करने की क्षमता होती है, जिससे यह मधुमेह के कारण होने वाले हृदय विकारों से बचाता है। यह मोटे लोगों का वजन कम करता है, जो टाइप टू रोगियों में बहुत आवश्यक है।

9. त्रिफला में तीन चीजें– हरड, बहेड़ा व आंवला होता है, जो शरीर में नई स्फूर्ति लाता है व उम्र को बढ़ने से रोकता है। त्रिफला रक्त कोशिकाओं व धमनियों के सामान्य कार्य में सहायक है और आँखों को मधुमेह के कारण होने वाली समस्या से बचाता है।

10. नीम पत्ती में रोगाणु रोधक गुण होते हैं और यह मधुमेह से पैर की समस्या गैग्रीन का घाव भरने में सहायक होता है। यह रक्त को शुद्ध कर रक्त नलिकाओं को बीमारी से बचाता है।

11. हरिद्रा या हल्दी भी रोगाणु रोधक गुण रखता है। यह रक्त को शुद्ध करता है और पुराने घाव तथा पैर में गैग्रींन का घाव भरने में सहायक है।

12. गोक्षुरा एक औषधीय पौधा है जो मूत्र तंत्र की समस्याओं में उपयोगी है। यह गुर्दे को नुकसान से बचाता है, उसकी कार्य क्षमता बढ़ाता है और नपुंसकता को रोकता है।

13. सप्तरंगी या सप्त चक्र भी एक औषधीय पौधा है, जिसकी छाल में पाये जाने वाले यौगिक इंसुलीन जनित ग्लूकोज के तंतुओं द्वारा शोषित होने को बढ़ाते हैं और रक्त शर्करा स्तर कम करता है।

14. भूम्यमलाकी की पत्तियाँ रक्त शर्करा को अच्छी तरह कम करती हैं।

15. अभ्रक भस्म को बायोटाईट को रसों और कुछ पेड़ों के सार से बनाते हैं और यह एक कोशिकाओं को जन्म देने वाला पदार्थ है। यह मधुमेह और पेशाब के संक्रमण को नियंत्रित करता है।

16. प्रवाल भस्म– यह कैल्शियम, मैग्नीशियम, लोहा और उनके यौगिक हैं, जो रक्तमणि और दूसरे त्वचा संक्रमणों को ठीक करता है।

17. वंगभस्म— इसे टिन से बनाते हैं और यह जननांगों, मूत्र तंत्र के संक्रमण के इलाज में प्रभावी है।

18. कुछ अन्य पौधे भी हैं जिनके उत्पाद को मेथी बीज के रस, तुलसी पत्ती, तेजपत्ता, कुमारी, कुटकी, कालमेघ, गूलर, ममझाक (नाग जिह्वा), यष्टिमधु, भृंगराज,सतावरी, मुन्दातिका, कर्पासी, बिल्व, रोहित्का, मरीचा, विष्णुप्रिया, अतिबल, कैरातिकता, जंगली पालक, बिम्बी, सदाबहार, विदंगी लोहम, स्वर्ण मक्षिक भस्म, यशद भस्म।

यह निर्णय निकाला जा सकता है कि विभिन्न आयुर्वेदिक दवा कंपनियों के उत्पाद में जो अवयव हैं, उनमें रक्त शर्करा स्तर कम करने की कश्मता होती है, पर इनमें रोग को ठीक करने की क्षमता नहीं पायी गयी है। इन दवाओं को एलोपैथिक दवाओं के साथ सहायक दवाओं के रूप में ले सकते हैं। यह पारंपरिक दवाओं में सुधार और कुछ मामलों में एलोपैथिक दवाओं की मात्रा में कमी व उनके दुष्प्रभावों को समाप्त करती हैं।

अन्त में....

हम आशा करते हैं कि प्रस्तुत पुस्तक में आपकी सम्पूर्ण जिज्ञासाओं का समाधान हो गया होगा। अपनी अन्य जिज्ञासाओं के समाधान हेतु आप हमारे यहाँ से प्रकाशित कोई दूसरी पुस्तक लेकर अपने ज्ञान में वृद्धि कर सकते हैं।

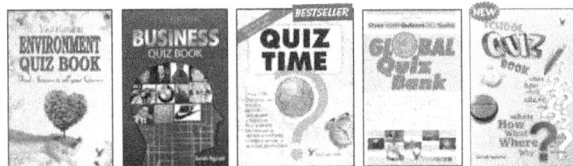
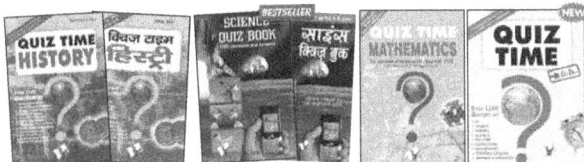
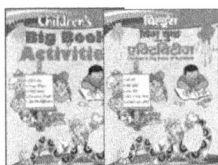
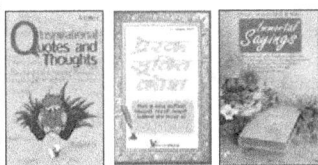
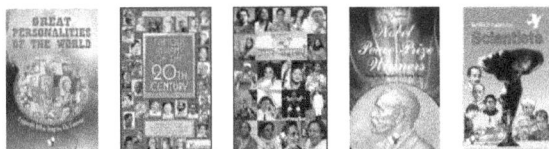
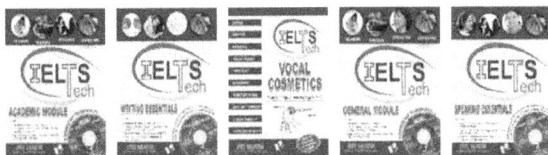
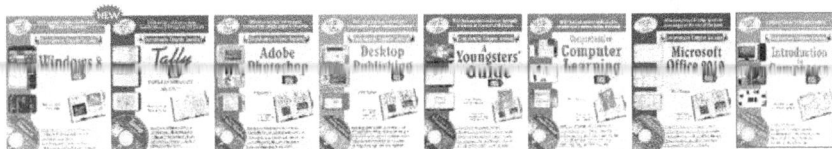
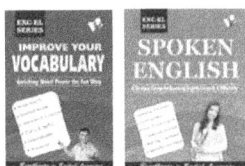
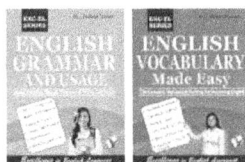
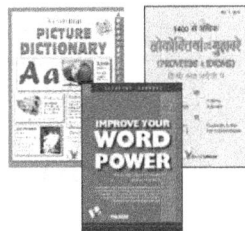
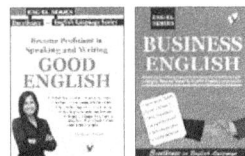
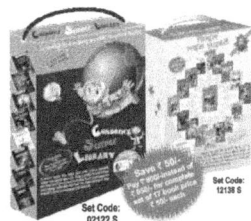

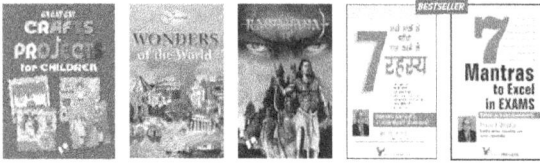

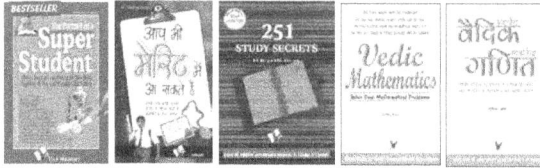

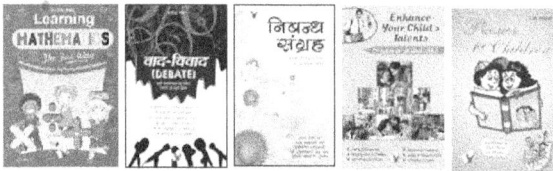

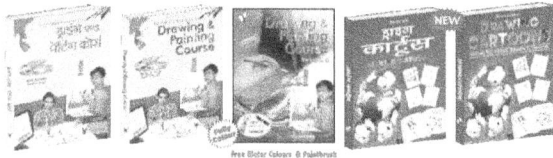

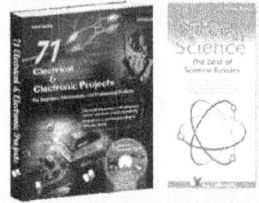

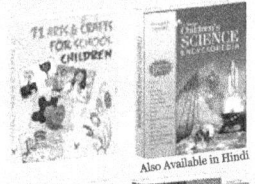

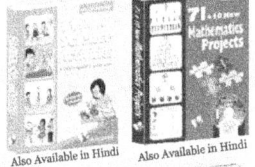

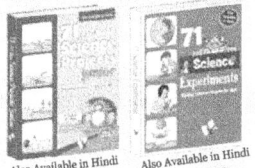

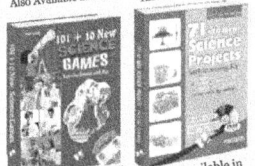

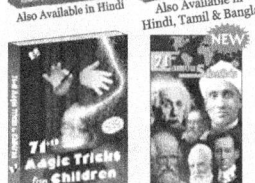

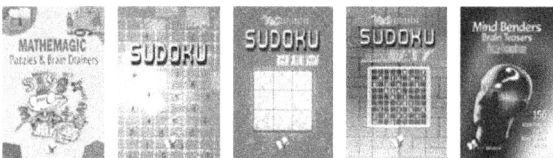

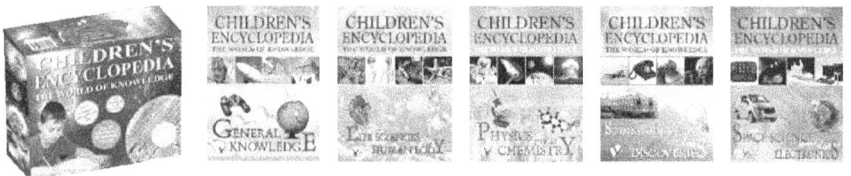

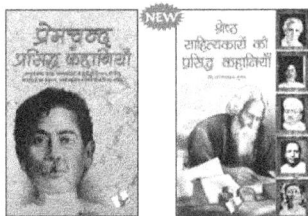
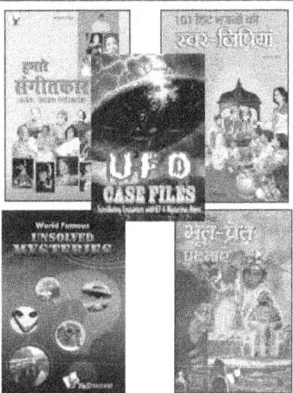
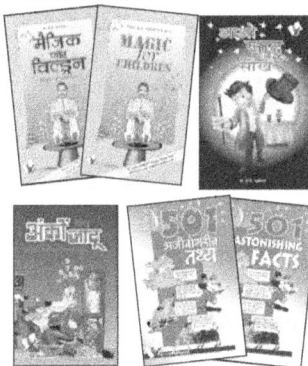
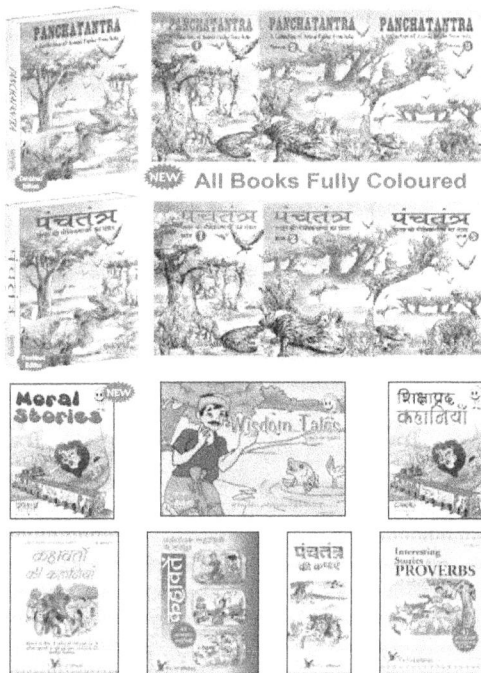
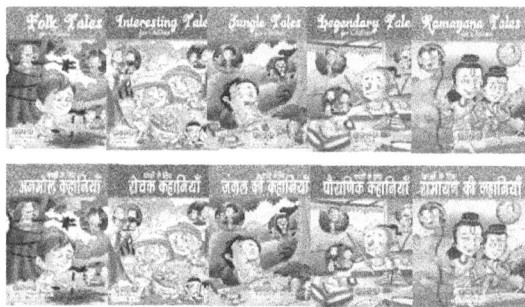
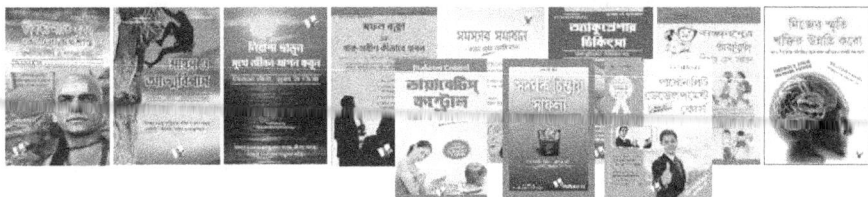

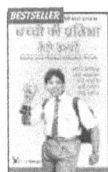 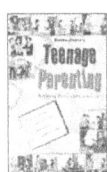 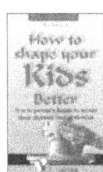 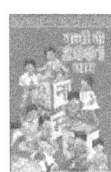 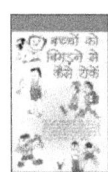 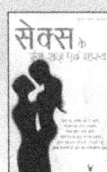 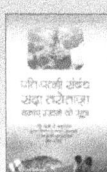
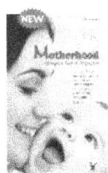 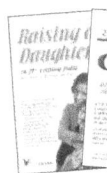 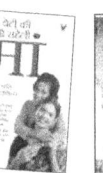 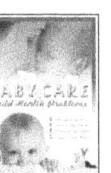 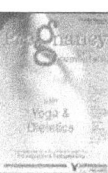 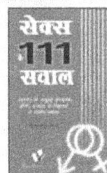 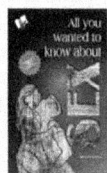
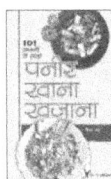 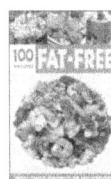 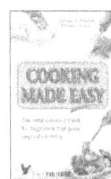 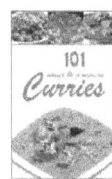 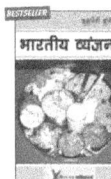 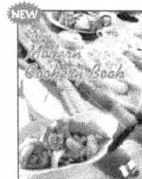
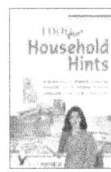 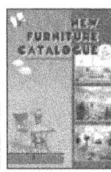 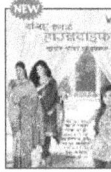 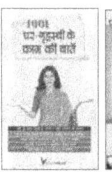 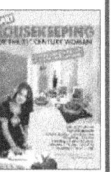 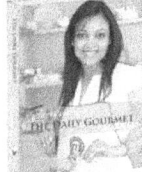
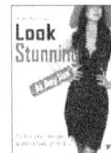 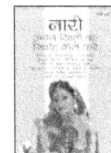 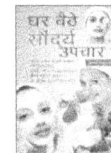 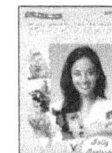 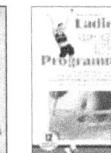 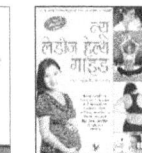
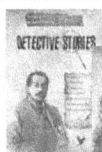 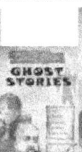 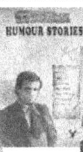 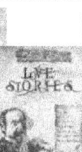 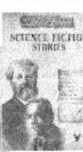 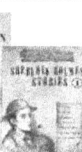 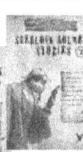 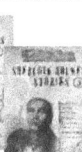 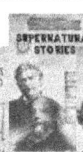 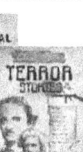

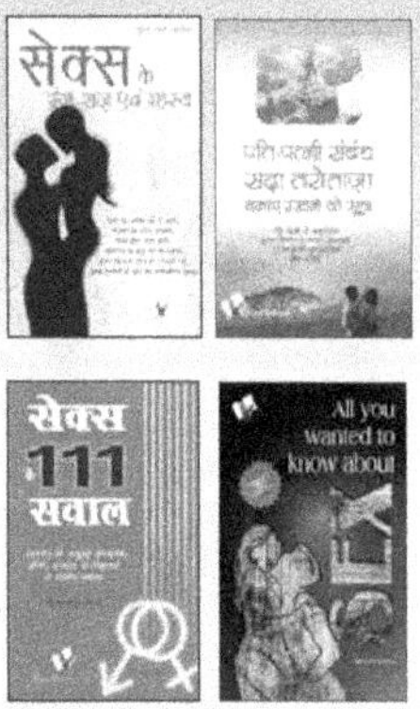

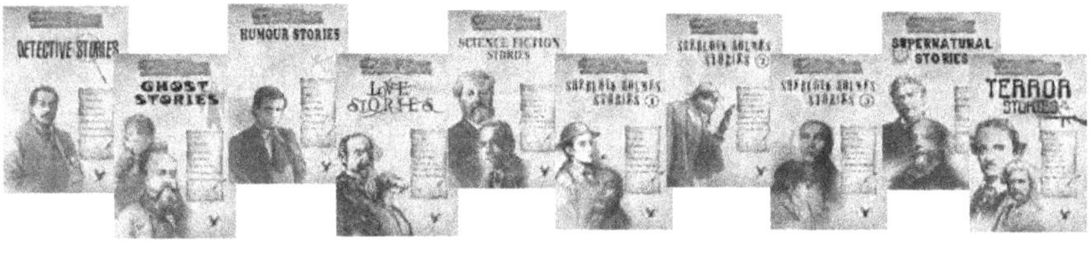

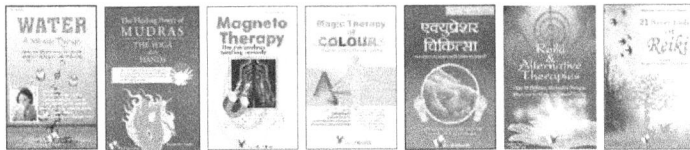
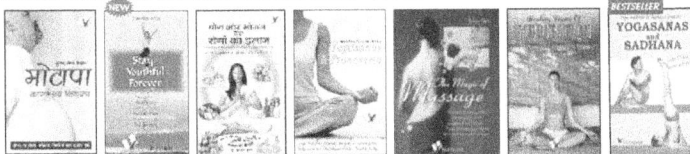
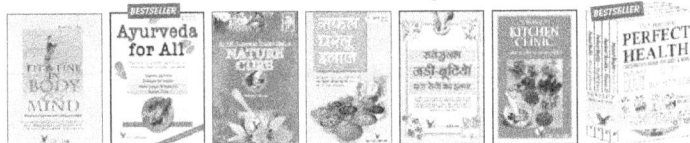
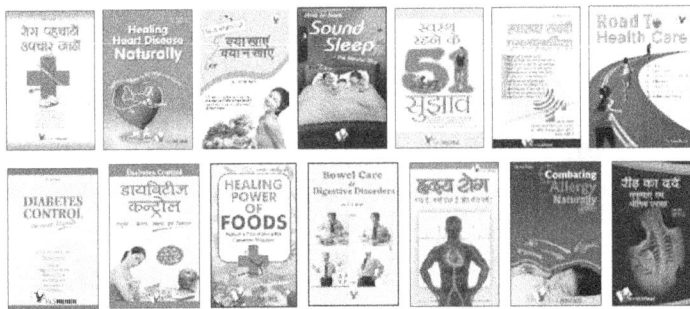
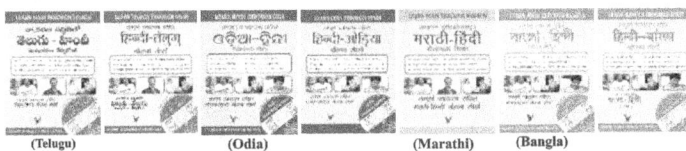
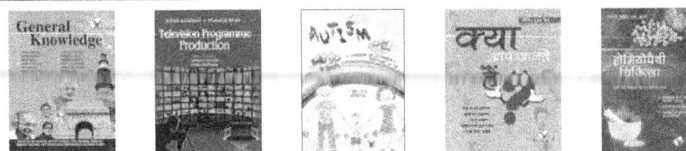
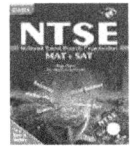
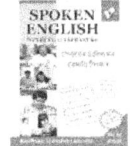
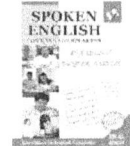
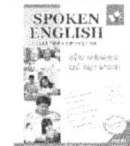
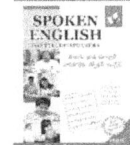
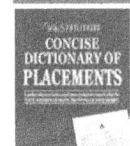
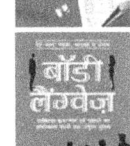
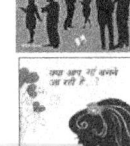

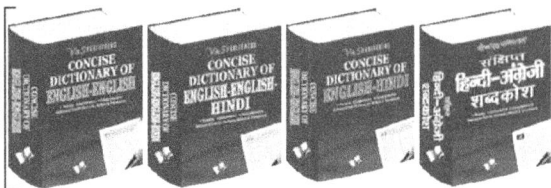
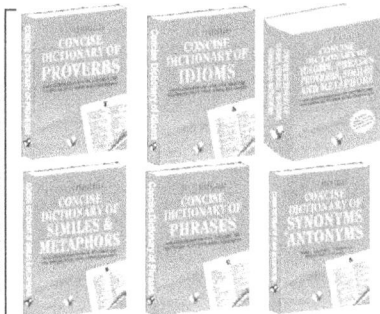
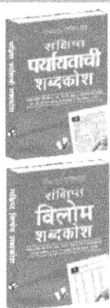
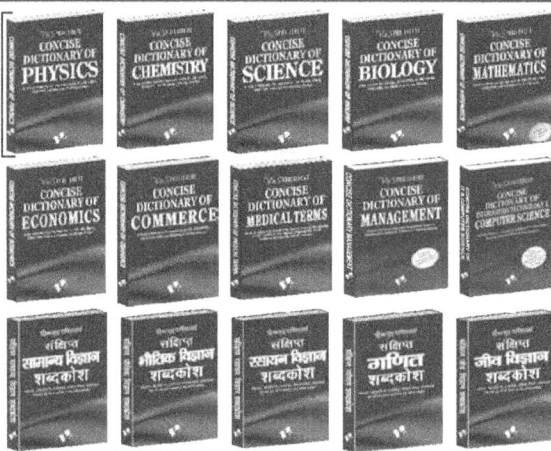
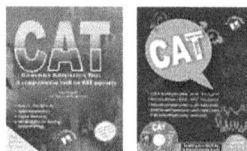
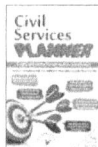
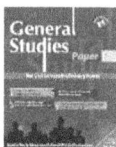
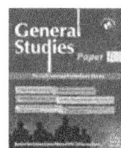
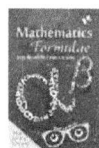
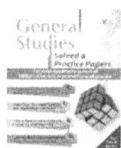
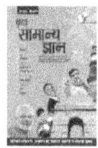
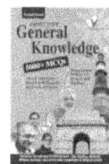
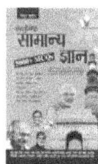
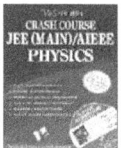
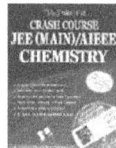
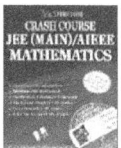
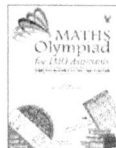
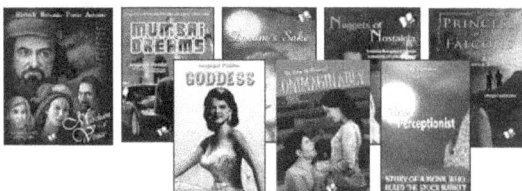

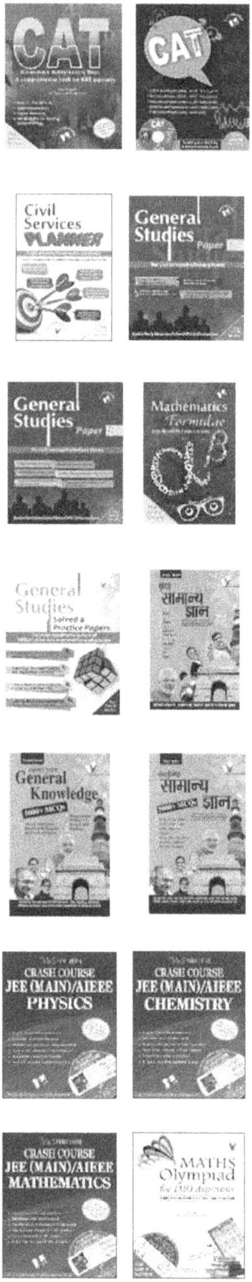